现代骨科基础与临床

主编　赵新艳　马柱培　周长礼　龚安全　黄　兵

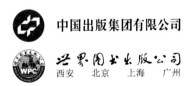

中国出版集团有限公司

世界图书出版公司

西安　北京　上海　广州

图书在版编目（CIP）数据

现代骨科基础与临床/赵新艳等主编.—西安:
世界图书出版西安有限公司，2023.8
ISBN 978-7-5232-0842-7

Ⅰ.①现… Ⅱ.①赵… Ⅲ.①骨科学 Ⅳ.①R68

中国国家版本馆CIP数据核字（2023）第189401号

书　　名	**现代骨科基础与临床**	
	XIANDAI GUKE JICHU YU LINCHUANG	
主　　编	赵新艳　马柱培　周长礼　龚安全　黄　兵	
责任编辑	王少宁　胡玉平	
装帧设计	济南睿诚文化发展有限公司	
出版发行	**世界图书出版西安有限公司**	
地　　址	西安市雁塔区曲江新区汇新路355号	
邮　　编	710061	
电　　话	029-87214941　029-87233647（市场营销部）	
	029-87234767（总编室）	
经　　销	全国各地新华书店	
印　　刷	山东麦德森文化传媒有限公司	
开　　本	787mm×1092mm　1/16	
印　　张	11	
字　　数	215千字	
版次印次	2023年8月第1版　2023年8月第1次印刷	
国际书号	ISBN 978-7-5232-0842-7	
定　　价	128.00元	

编委会

前言

　　近年来,骨科学的发展日新月异,在骨科基础研究、骨科诊断手段、骨科手术技术、骨科康复工程等领域均取得了诸多里程碑式的飞跃发展,骨科理论和临床实践都有了更精细、更详尽的分类。与其他外科学相比,骨科专业性强、与其他学科交叉、涉及领域广泛。骨科临床治疗十分复杂,通常需要临床医师结合自身临床经验对患者的临床资料进行综合分析、逻辑推理,从而得出正确的诊断,提出合理的治疗方案。为了能给骨科医师提供一部特色突出、系统而又全面的临床参考用书,我们特参阅了国内外大量最新、最权威的相关文献,取其精华,并结合多年骨科诊治经验,精心编写了《现代骨科基础与临床》一书,希望本书能对广大骨科医护工作者的临床诊疗工作起到指导作用。

　　本书分为基础与临床两部分。基础部分分别介绍了骨的发生和正常结构、骨科疾病的病因病理;临床部分重点讲解了临床骨科各种常见病的诊断与治疗等内容,包括上肢骨折、下肢骨折、关节脱位。本书叙述由浅入深,语言通俗易懂,既沿袭了我国传统医学历史长河中有益的学术思想和成果,又总结了近代骨科名家的临床经验,同时还吸收了现代科学技术发展的新成就,具有实用性和科学性。本书对提高年轻医师的临床思维能力和诊疗技巧大有裨益,可供骨科医师和医学院校师生阅读参考。

由于骨科各临床领域涉及范围非常广泛，加之编者们编写时间紧张、编写经验有限，在编写过程中难免存在局限性，故书中不足之处在所难免，在此，恳请广大读者见谅，并望批评指正。

《现代骨科基础与临床》编委会
2023 年 2 月

目　录

第一章 骨的发生和正常结构

第一节　骨的形态和结构

一、骨的形态

由于所在部位和功能的不同,骨有不同的形态。通常按骨的不同形态特点分为以下 4 种。

(一)长骨

长骨分布于四肢,呈长管状,中间为骨干,内为髓腔。骨干的一定部位常有供血管和神经出入的滋养孔。骨的两端为骨骺,与邻骨相连关节处的表面覆有光滑的关节软骨。骨骺与骨干的连接部分称为干骺端。幼年时期,干骺端和骨干之间是一层具有分裂增殖能力的软骨细胞构成的骺板,又名生长板。到成年期,骺板骨化,长骨即不能再增长,此时的骨骺与骨干相互愈合,原骺板处仅遗留一条称骨骺线的线状痕迹。骨外表面覆盖骨膜。

(二)短骨

短骨能承受较大的压力,多成群地分布在承受重量而运动较复杂的部位,如腕部和踝部,一般呈立方形,有多个关节面,与相邻骨构成多个骨连接。

(三)扁骨

扁骨分布于头部、胸部和盆部等处,常围成体腔,支持,保护腔内重要器官。

(四)不规则骨

多分布于身体中轴部,外形不规则。有些不规则骨内具有天然含气的腔,称为含气骨,如上颌骨、筛骨、额骨等。骨内的含气腔主要与发音共鸣有关,同时也起到减轻重量的作用。

此外,尚有发生于某些肌腱内的籽骨,其体积一般甚小,多呈卵圆形,在运动中起减少摩擦和改变施力方向的作用。髌骨是人体最大的籽骨。

二、骨的结构

成人新鲜骨比重 1.87～1.97,坚硬而有弹性。每一块骨都是一个活的器官,其形态结构随年龄、营养、健康状态和社会环境的变化而不断发生着改变。一块完整的活骨是由骨质、骨膜和骨髓及其血管和神经所组成。

(一)骨质

骨质是骨的主要成分,有骨密质(又称密质骨)和骨松质(又称松质骨)两种形式,它们的主要差别在于骨板的排列方式和空间结构不同。

1.骨密质

骨密质是骨表面的坚硬骨质,通常由多层厚 5～7 μm 的骨板紧密排列而成,质地致密,抗压、抗扭曲力强。除分布于各骨的表面,骨密质还主要存在于长骨骨干。典型的长骨骨干骨密质以3种不同的排列方式形成3层结构。①外环骨板:为骨最外面的一层,由数层骨板环绕骨干排列而成,其外面与骨外膜紧密相连。在外环骨板中可见与骨干垂直的伏克曼管,又称穿通管,穿行其间,骨外膜的小血管即经此管进入骨内。②内环骨板:为最里面的一层,由靠近骨髓腔的数层骨板环绕骨干排列而成。由于骨髓腔面凹凸不平,形态不规则,故内环骨板的排列也不太规则。内环骨板的最内面覆有骨内膜,与骨干垂直的伏克曼管也穿行该层。③哈佛系统:又称骨单位,位于内、外环骨板之间,是构成骨密质的主要成分,也是骨干的主要结构单位。每个骨单位都由位于中心的纵行小管-哈佛管,又称中央管及其周围呈同心圆排列的5～20层骨板组成。骨单位的长轴与骨干的长轴平行,骨单位之间还有横向的分支互相连接。

骨单位和骨单位之间是一些缺少哈佛管且形状不规则的间骨板,它们是骨不断改建而遗留下的陈旧骨单位,在任何年龄的长骨切片中都可观察到。骨间板无血管分布,其骨细胞常坏死而遗留下中空的骨陷窝被沉积的钙盐或细胞碎屑填充。

2.骨松质

骨松质存在于长骨干骺端和其他类型骨的内部,由许多针状或片状的骨小梁交织排列而成,结构疏松,呈海绵状,其网状孔隙中充满红骨髓。构成骨松质的骨小梁看似杂乱无章,实际上它们都是按其承受力的方向有规律地排列的。

和骨密质一样,骨松质也由平行排列的骨板构成,只是其骨板层次少,没有或仅有少数不完整的骨单位。本身无血管分布,骨组织的营养主要依靠骨髓腔的滋养动脉供应。

(二)骨膜

除关节面外,骨的内、外表面均被覆着骨膜。依其所覆盖部位的不同,通常把骨膜分为骨外膜和骨内膜。

1.骨外膜

骨外膜即被覆在骨外表面的骨膜,分为内、外层。外层为纤维层,较厚,主要由致密结缔组织构成。纤维粗大而密集,部分胶原纤维可穿入外环骨板,称穿通纤维,起固定骨膜和韧带的作用。在纤维束内有血管和神经穿行,它们沿途分支并经内层深入伏克曼管。外层的细胞成分少且多数为位于外表面的成纤维细胞。内层为成骨层,与骨质紧密相贴,胶原纤维少,排列疏松,富含小血管及神经。与外层最大的不同是,内层细胞成分多,且主要为具有高活性的间充质细胞。可分化为骨原细胞及成骨细胞参与骨的生长。

从胚胎到幼年期,骨的生长迅速,骨膜内层细胞多而活跃;成年后,内层细胞多变为梭形,处于静止状态。当骨受损伤或骨膜被人为剥离时,这些处于静止状态的间充质细胞可重新活跃并向成骨细胞转化。可见,在骨生长及骨的创伤修复过程中,内层的间充质细胞起着重要的作用。通常认为,骨外膜内层的间充质细胞在幼年时期转化为成骨细胞的能力较强,老年时期较弱。但有学者通过实验提出相反的观点,认为老年时期骨外膜内层的间充质细胞向成骨细胞的转化能力与其他各年龄段相比并无明显差异。

早在100多年前,就有学者开始进行骨膜移植,利用其内层间充质细胞的成骨转化特性促进骨形成,加速骨折愈合和骨缺损的修复。但在显微外科技术尚未发展以前,移植的骨膜缺乏血供,往往起不到成骨作用,而是逐步被吸收。1978年,Finley用狗进行了吻合血管的骨膜移植实验,将狗的肋骨骨膜移植到其长5 cm的胫骨-骨膜缺损区并重建血供,结果该处长出了功能性新骨,并获得骨性连接。此后,不论是骨(膜)瓣还是单纯的骨膜瓣,其吻合血管的游离移植或转位修复骨缺损开始逐步过渡到临床并得到迅速发展。有学者对长骨骨膜供区进行研究后指出,切取骨膜后对骨的血供无不良影响,供区的骨面还可再生新的骨膜,而且新生的骨膜同样具有成骨作用。

近年来,许多学者开始致力于从骨外膜分离培养具有成骨功能的细胞又将其应用于骨损伤治疗的研究,取得了一定的进展。Moskaleuski(1983年)培养从大鼠颅骨骨外膜分离而来的细胞发现,这些细胞可长成两种集落,一种为成纤维细胞样集落,另一种为上皮细胞样集落,认为前者来源于骨膜外层,后者则来源于内层,但两者均有成骨作用。将培养的细胞植入大鼠胫骨后肌内,数天后出现小的骨岛并最终形成硬骨块。此后,一些学者将培养的骨膜细胞与载体结合应用于骨折和骨缺损的修复也获得了成功。

2.骨内膜

骨内膜是被覆在骨髓腔面、骨小梁表面、哈佛管和伏克曼管内表面的结缔组织膜,纤维细而少,细胞常排列成一层,形如单层扁平上皮。这些细胞和骨外膜内层细胞一样,也是具有成骨潜能的间充质细胞。终生保持成骨潜能,当骨受到损伤时,骨内膜细胞可以恢复成骨能力,与骨外膜内层的细胞一起参与骨的修复。

(三)骨髓

骨髓存在于骨松质腔隙和长骨骨髓腔内,由多种类型的细胞和网状结缔组织构成,根据其组织形态和功能不同可分为红骨髓和黄骨髓。

1.红骨髓

(1)红骨髓是人体的造血器官,主要由丰富的血窦和血窦之间的造血组织构成,含有各系不同发育阶段的血细胞。初生时期,骨内充满的全部都是红骨髓,具有活跃的造血功能。成年后,红骨髓则主要存在于一些扁骨、不规则骨和长骨的骨骺,其中以椎骨、胸骨和髂骨处最为丰富,造血功能也最为活跃。成年人所有的红细胞、粒细胞、血小板和部分淋巴细胞都来自红骨髓。

除造血功能之外,红骨髓还有防御、免疫和创伤修复等多种功能。

(2)红骨髓的防御功能来自其中具有活跃吞噬能力的巨噬细胞。当病原微生物或异物进入体内时,红骨髓中的巨噬细胞可将其吞噬并清除。

(3)红骨髓的免疫功能体现在细胞免疫和体液免疫两方面。细胞免疫由T淋巴细胞完成,体液免疫由B淋巴细胞完成。虽然正常骨髓组织中原淋巴细胞和幼淋巴细胞极少,但具有免疫功能的T淋巴细胞是骨髓的造血下细胞迁入胸腺内分化发育而成;B淋巴细胞在骨髓中发育约20天,成为成熟的B淋巴细胞,然后穿过血窦进入血液,随血流分布到脾、淋巴结等周围淋巴器官,受激活时可转化为浆细胞,进而产生大量具有抗原特异性的免疫球蛋白发挥其体液免疫功能。

(4)红骨髓的创伤修复功能主要缘于其中的幼稚间充质细胞,它们保留着向成纤维细胞、成骨细胞等分化的潜能。骨髓中的这些非造血细胞通常又称为骨髓基质细胞。如血窦周围未分化的网状细胞,它在适当刺激下可分化为骨原细胞,参与骨创伤的修复过程。近年来,已有学者从骨髓基质细胞中成功分离培养出成骨细胞并传代扩增,利用地塞米松诱导骨髓基质细胞向成骨细胞分化,并激活其碱性磷酸酶活性,当在培养基中加入 β-甘油磷酸钠作为碱性磷酸酶的底物促进钙盐沉积时,可使培养的成骨细胞在体外形成钙结节。一些学者利用红骨髓或经体外培养的骨髓基质细胞植入骨折及骨缺损处,证实它们可促进骨组织形成,有利于骨折的愈合和骨缺损的修复。

2.黄骨髓

黄骨髓含大量的脂肪组织,没有造血功能。大约从 5 岁开始,长骨的骨髓腔内开始出现黄骨髓,到18 岁以后,全身长骨的骨髓腔内的红骨髓几乎被黄骨髓取代。黄骨髓虽然没有造血功能,但其中仍含有少量幼稚的造血细胞团,保持着造血潜能。在某些病理状态下,如患严重贫血症时,黄骨髓可以重新转化为具有造血功能的红骨髓。

三、骨的组织结构

从发生学和组织构成上来看,骨属于结缔组织的范畴,是一种坚硬的结缔组织,由大量钙化的细胞间质及多种细胞构成。钙化的细胞间质称为骨质或骨基质,细胞则有骨原细胞、成骨细胞、骨细胞和破骨细胞 4 种。

(一)板层骨和非板层骨

无论是骨密质还是骨松质,所有成熟的骨组织都由板层骨构成,而尚未成熟的骨组织则由非板层骨构成。

1.非板层骨

非板层骨又称交织骨。主要特征是骨细胞较幼稚,构成骨胶原的纤维束排列如编织状。交织骨有大而不规则的囊状间隙,被不同厚度的骨小梁分隔。骨小梁内胶原纤维束较粗,排列无一致的方向而呈相互编织状。基质中骨细胞分布杂乱。血管无方向性,从陷窝伸出的骨小管较板层骨少,但互相交织,导入血管。一般可根据所含血管的大小和多少将交织骨分为骨松质和骨密质,前者常见于修复组织如骨痂,后者常见于发育中的长骨骨干。

2.板层骨

由很多骨板构成,与交织骨最大的不同是构成板层骨的骨细胞已成熟且分布规律,与血管走行方向明显相关;骨基质所含的胶原纤维较细,但排列有序,多互相平行成层状排列。板层骨中,骨板以同心圆排列的方式层层围绕血管形成哈佛系统,其间的间骨板为旧的哈佛系统被改建后的遗迹;骨细胞陷窝呈同心层排列,骨小管互相交通呈放射状。根据所含血管间隙的大小及软组织多少,板层骨也分为骨松质和骨密质。

骨的形成最初是以交织骨的形式出现的,如胚胎骨形成,骨折愈合、异位骨化等都以此为先导,但交织骨不如板层骨组织机化程度高,因而寿命相对短促,其出现也是暂时的,迟早要被吸收而为板层骨所取代。

(二)骨基质

骨基质又称骨质,实际上就是骨的细胞间质,由有机质和无机质2种成分构成。骨基质中水分极少,仅占骨湿重的8%～9%。有机质由骨细胞分泌而来,主要为大量的胶原纤维(约占有机质的95%)和少量无定形的基质。无机质主要为钙盐,主要成分是羟基磷灰石结晶 $Ca_{10}(PO_4)_6(OH)_2$。胶原纤维的抗压性和弹性均较差,羟基磷灰石结晶则脆而易碎,但两者结合在一起后其性质便发生了根本的变化。使骨组织既具有坚实的强度又具备了足够的弹性,机械性能和生理功能都得到极大的提高,成为人体理想的结构材料。

骨基质中的有机质和无机质的比例随年龄而发生改变。幼儿骨组织中两者大约各占骨干重的一半;成年时,有机质约占骨干重的1/3,无机质则占2/3;老年时,在有机质和无机质都逐渐减少的情况下,无机质所占比例进一步增加。与此相对应,幼儿的骨柔韧易变形,遭遇暴力时可能折而不断,发生青枝状骨折;老年人的骨多变硬变脆,弹性模量下降,抗冲击力下降,再加上老年性骨质疏松,较易发生骨折。

1.骨的有机质

骨的有机质中,主要成分为成骨细胞合成分泌的胶原纤维,即通常所称的骨胶原,其中含大量的Ⅰ型胶原蛋白和极少量的Ⅴ型胶原蛋白。从形态上观察,骨胶原纤维可分为2类:一类是粗纤维,主要存在于交织骨;另一类是细纤维,主要存在于板层骨。随着骨代谢不断进行,骨胶原也不断进行裂解、降解和合成的新陈代谢过程。

构成骨胶原的胶原纤维由多种氨基酸组成,其蛋白分子之间存在较多的分子间交联。它与其他胶原的最大不同在于,它在稀酸溶液中不膨胀,可溶解其他胶原的溶剂(如中性盐和稀酸溶液等)不能使它溶解,这些特性为使用稀盐酸等稀酸溶液制备脱钙骨奠定了材料学基础。

骨的有机质中还有一贯无固定形态的,呈胶体状的复杂物质,主要包括蛋白多糖类、骨钙素、骨结合素、细胞连接蛋白等非胶原蛋白。近年来的研究发现,骨内还存在许多可能具有调节骨细胞活性的生长因子,如转化生长因子 $β_1$(TGF-$β_1$)、转化生长因子 $β_2$(TGF-$β_2$)、血小板衍生生长因子(PDGF)、内皮细胞生长因子、胰岛素样生长因子Ⅰ和Ⅱ(IGF-Ⅰ,IGF-Ⅱ)以及骨形态发生蛋白(BMP)。BMP在骨组织中含量极微,每克骨组织仅含 1～2 ng。从氨基酸序列看,BMP是转化生长因子-β家庭的成员,约有 30% 的氨基酸与转化生长因子 β 同源。1965 年,Urist 就通过骨基质肌内种植引发异位成骨的实验发现了 BMP 的存在,但对 BMP 的蛋白质纯化和基因的克隆直到 20 世纪 80 年代才完成。经过多年的基础研究和临床试验,现已证实,BMP 具有诱导多种未分化或未成熟细胞如骨原细胞、骨髓基质细胞、多能成纤维细胞和成肌细胞等分化为成骨细胞的能力,能极大地促进骨折和骨缺损部的骨形成,近年来在骨科、口腔科和整形外科中得到日益广泛的应用。

2.骨的无机质

骨的无机质又称无机盐,约占骨密质干重的 75%,其成分主要是由钙、磷酸根和羟基结合而成的羟基磷灰石结晶 $Ca_{10}(PO_4)_6(OH)_2$,其内部构造可用晶胞单位表示。在整个结晶中,晶胞单位重复同样的排列和比例,故其分子式被书写为 $Ca_{10}(PO_4)_6(OH)_2$,而非 $Ca_5(PO_4)_3(OH)$。电镜下,羟基磷灰石结晶呈针状、柱状或板状,厚度 2.5～7.5 nm,宽度 3～7.5 nm,长度 10～20 nm,但后者变化较大,可达 200 nm。晶体运动或压力改变可在骨内产生压电。实验发现,造成骨变形可引出电流,电负荷可改变骨的结构,而直流电则对骨形成有促进作用,这也正是临床上在骨折局部施以直流电刺激,促进骨折愈合的理论基础。

(三)骨的细胞

生长活跃的骨组织中,大致可分辨出 4 种骨细胞,即骨原细胞、成骨细胞、骨细胞和破骨细胞。长期以来,上述 4 种细胞被认为是同一类细胞的不同功能状态,相互间可以转变,但近年来,越来越多的证据表明,破骨细胞是来源于血液中的单核细胞,而非原以为的成骨细胞。

第二节 骨的血液供应与神经分布

一、骨的血液供应

充足的血液供应,是骨组织得以进行正常的生长发育和创伤修复的基础。骨的血供因其种类不同,其血供的来源和分布亦有所不同。

(一)长骨的血供

长骨的血供规律性较强,其来源主要可归为4个既相对独立又相互联系的动脉系统,即滋养动脉、骨端动脉(骺动脉和干骺动脉)、骨膜动脉和肌、肌腱及筋膜动脉系统。

1.滋养动脉

滋养动脉由邻近的动脉干发出,多为1～2条,通常斜穿骨干的滋养孔(管)进入骨内。滋养动脉在滋养管内分五支,进入骨髓腔后分为升支和降支,沿骨内膜分别走向两端骺部。沿途滋养动脉还发出第2或第3级分支至骨髓腔,形成骨内膜血管网,再由该血管网向骨皮质发出皮质动脉营养骨皮质的内层。少数皮质动脉可穿行整个皮质并与骨外膜血管网吻合,使骨内、外血管沟通。骨内血管的分布有年龄特点,骨化前期和骨化期内,升支和降支的末端多为终动脉;骨化后期,升支和降支的终末支则分别与骺动脉、下骺动脉的分支互相吻合。滋养动脉是长骨的主要营养血管,其供血量占5%～70%。

2.骨端动脉

骨端动脉包括骺动脉和干骺动脉,通常发自邻近的动脉干或关节动脉网。在胚胎发生学上,它们有着共同的起源,几乎都是与长骨原始骨化中心同时出现。

胚胎发育中后期,深入软骨内的血管已很多,随着骨化中心的不断扩大,软骨逐渐骨化成骨,软骨内的血管随之发生转化,一部分继续保留在软骨端内成为骺血管;另一部分则经骺板伸向干骺端形成干骺血管。进入骨内的骺动脉和干骺动脉穿行于骨小梁间并直达关节软骨下,然后发出分支互相吻合形成弓动脉,弓动脉发出襻状终动脉。分别从骺板的远端和近端进入骨内的这2支动脉,在胎儿时期并不发生或极少发生吻合,而是终止于骺软骨的上、下两面形成毛细血管网。出生后随着肢体的活动,吻合开始出现。随着年龄增长,血管吻合不断增加,至骺板完全骨化以后,骺板处的血管达到充分吻合。骺动脉和干骺动脉对长骨的供血量占20%～40%。

3.骨膜动脉

骨膜动脉主要来自邻近动脉的骨膜支、干骺动脉骨膜支和肌肉、肌腱、筋膜以及韧带附着部的细小动脉分支。骨膜动脉在骨膜内发出许多分支互相吻合形成骨膜动脉网营养骨膜。骨膜动脉网由短支、环行支和纵行支组成。短支走行无主要方向,环行支环绕管状骨表面,纵行支与骨的长轴平行。骨膜动脉网还向骨质发出许多细小的分支,分布于骨密质的浅层,部分交通支则经伏克曼管进入骨质的深层与骨内的动脉沟通。骨膜动脉系统对长骨的供血量占 10%～20%。

4.肌、肌腱、筋膜动脉

其为附着于骨面的肌肉、肌腱和筋膜而来的动脉,可分别称之为肌骨膜动脉、腱骨膜动脉和筋膜骨膜动脉。这些来源的动脉均较细小,与骨膜动脉网之间存在广泛的交通吻合,故有学者将其并入骨膜动脉系统。但这一系统来源的动脉,乃是设计形成肌蒂骨瓣、筋膜蒂骨瓣(或骨膜骨瓣)的形态学基础,故不少学者还是主张将其单独划分出来,以利于临床应用。

(二)扁骨的血供

扁骨的血供呈多源性,由扁骨周围数支较大的血管干发支营养,主要有以下3种来源。

1.滋养动脉

由扁骨周围的动脉干发出后直接进入骨内,滋养动脉的分支在骨内互相吻合,营养骨质,主要存在骨质较厚的部位。

2.骨膜动脉

来源广泛,由扁骨周围的数支动脉发出后即从四周不同的部位向骨的中央分布,在骨表面广泛吻合形成动脉网,再由动脉网均匀地发出细小的骨膜动脉营养骨组织,主要营养骨膜和骨质的浅层。

3.肌骨膜动脉

其为肌动脉的小支,在肌的肌外膜与骨膜结合处与骨膜动脉互相吻合,营养肌附着部的骨质和邻近骨膜。对于肌肉附着丰富的扁骨,如肩胛骨、肋骨等,这3种血供具有同样重要的营养作用。对于颅盖的扁骨,血供则主要来自骨膜动脉。

(三)不规则骨的血供

较大的不规则骨(如髋骨等),其血供来源与扁骨相似。小的不规则骨其血供来源也至少有骨膜动脉和滋养动脉 2 种来源。骨膜动脉来自邻近动脉的骨膜支和经肌腱、韧带附着处到达的骨膜支,它们互相吻合形成骨膜血管网,分布于骨膜和骨质的浅层。滋养动脉进入骨内后反复分支,互相交通,并与骨膜动脉间形成广泛的吻合。

(四)骨的血供分布

在生理状态下,骨的血供是一个统一的整体,不同来源的血管互相吻合,互相补充,具有很强的代偿能力。当某一来源的血管受损时,通过有效的代偿一般不会对骨的血供造成影响。

通常,外环骨板的骨小管由骨外膜的毛细血管供应,内环骨板的骨小管由骨髓中的毛细血管供应,骨单位则由穿行哈佛管中的血管供应。哈佛管内通常有一条毛细血管,有时可见 2 条,其中 1 条是小动脉,称毛细血管前小动脉,另 1 条是伴行的小静脉,它们和与其垂直的伏克曼管中的血管相互交通,保证了骨组织的血液供应。而间骨板则无血管分布,其骨小管又不与骨单位的骨小管相通,故骨细胞常坏死,遗留下中空的骨陷窝则被沉积的钙盐或细胞碎屑填充。

来自干骺动脉骨膜支、滋养动脉骨膜支、肌骨膜支、筋膜骨膜支和邻近动脉骨膜支的骨外膜血管在骨外膜表面吻合广泛,形成骨膜血管网,因此,骨外膜的血管十分丰富,它不仅能保证骨外膜得到充足的血供,还通过伏克曼管向骨内导入小分支,对骨的营养和骨内外血供的交通、代偿起重要作用。由于骨膜血供具有很强的代偿作用,而骨的新陈代谢又相对不旺盛,故只要能保存骨膜的血供来源,骨组织通常都能成活,这为带血供的骨膜瓣或带部分骨质的骨膜-骨瓣移植修复骨缺损提供了解剖学基础。以往认为骨瓣移植必须保留骨的滋养动脉才能保证骨瓣存活,但大量的实践证明,骨的营养血管之间吻合丰富,侧支循环良好,代偿能力强,只要保留其中任何一类供血来源,骨瓣就能成活。各类骨瓣的供血来源都通过其蒂部这一总渠道来实现,故拟订骨瓣有关的设计方案时,都应有供血的蒂部。

(五)骨的静脉和淋巴

长骨的静脉起自骨内静脉窦和骨髓静脉。骨内静脉窦较宽,血流缓慢,汇聚为骺静脉和干骺静脉。骨髓静脉窦则汇集形成沿骨干纵行的髓内中央静脉。上述静脉均沿其动脉入骨的路径穿行出骨,注入邻近的静脉干。骨浅层及骨膜的小静脉汇合为骨膜静脉,注入邻近的静脉。扁骨的静脉亦起自静脉窦,在骨内汇集成 1 至数条大的静脉,伴随小动脉出骨后汇入静脉干。其骨浅层的小静脉则汇成数条骨膜静脉,与同名动脉伴行而汇入上一级静脉。

骨膜分布着丰富的淋巴管,但骨质和骨髓内是否存在淋巴管,目前仍未有定论。

二、骨的神经分布

骨和骨膜均有丰富的神经分布,其来源主要有以下 3 种方式:①来自邻近神经干的分支;②来自附着于骨的肌肉、肌腱的神经支;③来自邻近血管神经丛的分支。骨的神经纤维有有髓神经纤维和无髓神经纤维 2 种。神经纤维伴随血管进入骨和骨膜后,分布到骨膜或哈佛管的血管周围间隙内。通常,有髓神经纤维分布到骨小梁之间、关节软骨下面和骨内膜,无髓神经纤维分布于骨外膜、骨髓和骨的血管壁。骨膜的神经分布最为丰富,受伤害性刺激时引起的疼痛觉常剧烈难忍,骨膜对张力和撕扯的刺激尤为敏感。

第三节 骨的发育和生长

骨组织来源于胚胎时期中胚层的间充质细胞。大约在胚胎发育到第16天时,中胚层间充质细胞即开始具备向成纤维细胞、成软骨细胞和成骨细胞分化的潜能。大多数骨的发生都由充质细胞无形成透明软骨雏形,继而软骨不断生长并逐渐骨化成骨,但也有部分骨是由间充质直接骨化而成,这就是骨发生的2种方式:软骨内成骨和膜内成骨。

一、软骨内成骨

大多数骨,如颅底骨、躯干骨和四肢骨等,主要是由软骨内成骨形成。软骨内成骨的过程就是在将要形成骨的部位先形成透明软骨雏形,继而这种软骨雏形在从胎儿时期直到成年的约20年间逐步被骨化成骨的过程。其中以四肢长骨的演化过程最为典型,大致包括以下几个阶段:①软骨雏形形成;②骨领形成和初级骨化中心出现;③血管长入和骨髓腔形成;④次级骨化中心出现和骨骺板形成。

(一)软骨雏形形成

大约在胚胎第6周,肢芽中的间充质细胞在将形成骨处聚集成团,分化出骨原细胞,部分骨原细胞分化为软骨细胞并分泌软骨基质,逐步形成了初具未来长骨外形的透明软骨雏形,其外表面则覆以软骨膜。

(二)骨领形成和初级骨化中心出现

软骨雏形的中段(即未来的骨干部)是最早出现成骨的部位。此处的血管侵入早,营养和氧气供应充分,使软骨膜内层的骨原细胞分裂并分化为成骨细胞,在软骨的表面产生类骨质,继而逐渐钙化成一圈包绕软骨中段的薄层初级骨松质。这种在软骨膜深部形成的骨质包绕软骨的结构,称为骨领。骨领出现后,此处的软骨膜即成为骨膜,其内层的骨原细胞不断向骨领表面形成新的成骨细胞和添加类骨质,使骨小梁逐渐增厚。同时骨领增厚,并向两端延伸,最终成为骨干的骨密质。

在骨领形成的同时,被骨领包围的软骨也发生一系列的变化。首先,该处的软骨细胞增生、肥大,挤占软骨基质并开始分泌碱性磷酸酶,使软骨基质中出现钙盐沉积,嗜碱性增强;接着肥大的成熟软骨细胞因缺乏营养而发生退变、死亡,软骨基质继而溶解和崩溃,形成许多大小不等的囊腔。此时,骨外膜的血管以及骨原细胞和破骨细胞等共同构成骨膜芽,或称成骨芽,穿过骨领和钙化的软骨基质进入这些囊腔。在血供充足的条件下,骨原细胞不断分化为成骨细胞,并贴附于残留的钙化软骨基质表面分泌骨基质,形成原始的骨小梁。于是软骨内出现了初级骨化中心。初级骨化中心由骨的中段继续向两端扩展,同时骨领也不断增长与增粗,形成骨干。

(三)血管长入和骨髓腔形成

骨外膜的血管随骨外膜芽进入软骨细胞退变死亡留下的囊腔后,立即分为上、下2支,分别向软骨雏形的两端延伸,而且沿途发出许多小分支形成毛细血管襻分布于这些囊腔。此时,随血管带入的破骨细胞即可分解吸收钙化的软骨。形成许多不规则的隧道,此即为原始骨髓腔。腔内含有的骨原细胞、成骨细胞、破骨细胞及各种幼稚血细胞即构成了初骨髓。随着骨化由中心向两端推进,破骨细胞也不断吸收骨干中央的骨小梁,使许多小的原始骨髓腔融合为一个大的骨髓腔。

(四)次级骨化中心出现和骨骺板形成

出生时,骨干大部已骨化,只在骨的两端仍然保留着软骨。出生后不久,骨的两端即开始出现骨化中心,称为骺骨化中心。因其发生比骨干的初级骨化中心晚,通常又称为次级骨化中心。次级骨化中心一般在1个骨骺部只发生1个,少数可有2个。而各骨的次级骨化中心出现的时间也有所不同,从出生前至生后数年不等。次级骨化中心的发生过程与初级骨化中心相似,它形成后骨化就由骨骺部以辐射状向各个方向推进,最后只在关节面和干、骺间的骺板保留下软骨结构。保留于关节面的软骨终身不骨化,是一薄层透明软骨,即关节软骨;而位于干、骺之间的骺板则只是暂时保留的软骨,其中的幼稚软骨细胞不断增殖、生长,分泌软骨基质并钙化,使骨的长度随骺板软骨的生长不断增加。当骺部完全骨化后,骨质的增加就只发生在骺板的骨干侧。通常,骺板软骨的增生速度与软骨破坏及成骨速度保持相对平衡,故骺板始终维持着一个较恒定的厚度。至成年,骺板将钙化为骨松质,在原处遗留下一条被称为骨骺线的线状痕迹,此时长骨即停止增长。

综上所述,无论是形成初级骨化中心还是次级骨化中心,软骨内成骨的基本过程都大致经历以下 4 个步骤:①软骨细胞增生并分泌软骨基质;②软骨细胞成熟肥大,分泌碱性磷酸酶促使钙盐沉积,软骨基质开始钙化;③钙化的软骨基质阻碍了软骨中营养物质的弥散,造成软骨细胞发生退变和坏死,其基质崩解并形成许多小的囊腔;④间充质细胞随血管进入这些囊腔并在该处分化为骨原细胞,进而分化为成骨细胞,贴附于钙化的软骨基质残基上逐渐形成骨组织。

二、膜内成骨

只有额骨、顶骨和锁骨等少数骨以这种方式发生,其过程较软骨内成骨简单,是由间充质细胞不经软骨形成阶段而直接转化成骨。膜内成骨开始于胚胎期的第 8 周,以颅顶骨的成骨过程最为典型。在将要形成骨的部位,间充质细胞分裂、增殖,并与增生的血管网密集成原始的结缔组织膜,膜中的间充质细胞可分化为骨原细胞,部分骨原细胞进而分化增大为成骨细胞并形成成骨细胞群,成为骨化中心。骨化中心的成骨细胞分泌类骨质并逐渐被类骨质包围,随着钙盐的沉积,类骨质钙化,形成了初级骨小梁,构成初级骨松质,成为原始骨组织。这种骨组织没有骨板,钙盐也少,是由细针状和薄片状的骨小梁相互连接成的原始骨松质所构成,其众多的网眼中遍布间充质细胞和毛细血管。前者不断分化为骨原细胞和成骨细胞,而新分化来的细胞总是附于骨小梁的表面,分泌类骨质使骨不断增厚加宽,并由骨化中心向周围扩展,使新形成的骨小梁越来越多,部分骨小梁遂开始相互合并。随着骨化过程的继续,骨膜内层的成骨细胞在骨松质的表面形成原始骨密质。

第二章 骨科疾病的病因病理

第一节　软组织损伤的病因病理

一、软组织损伤的病因

(一)外因

外因包括直接外力、间接外力和慢性劳损,是软组织损伤的主要致病因素。

(二)内因

软组织损伤常与身体素质、生理特点和病理因素有十分密切的关系。体质强壮,气血旺盛,肝肾充实,筋骨则强盛,承受外界的暴力和风寒湿邪侵袭的能力就强,因此也就不易发生软组织损伤;而体弱多病,气血虚弱,肝肾不足,筋骨则委软,承受外界暴力和风寒湿邪侵袭的能力就弱,则易发生软组织损伤。

二、软组织损伤的分类

(一)根据不同的暴力形式分类

根据不同的暴力形式可分为扭伤、挫伤和碾伤。

1.扭伤

扭伤系指间接暴力使肢体和关节突然发生超出正常生理范围的活动,外力远离损伤部位,发病却在关节周围,其关节及关节周围的筋膜、肌肉、肌腱、韧带、软骨盘等过度扭曲、牵拉,引起的损伤、撕裂、断裂或错位。

2.挫伤

挫伤系指直接暴力打击或跌仆撞击、重物挤压等作用于人体,引起该处皮下、筋膜、肌肉、肌腱等组织损伤。

3.碾伤

碾伤系指由于钝性物体的推移或旋转挤压肢体,造成以皮下及深部组织为主的严重损伤,往往形成皮下组织、筋膜、肌腱、肌肉组织与神经、血管俱伤,且易造成局部的感染和坏死。

(二)根据软组织损伤的病程分类

根据软组织损伤的病程可分为急性软组织损伤和慢性软组织损伤。

1.急性软组织损伤

该损伤亦称新伤,系由突然暴力所引起的,不超过 2 周的新鲜的软组织损伤。

2.慢性软组织损伤

该损伤亦称陈伤,系由急性软组织损伤失治或治疗不当、不彻底,超过 2 周的软组织的损伤或慢性劳损。

第二节　脱位的病因病理

一、维持关节稳定的因素

关节的稳定性主要依靠骨骼、韧带(关节囊)、肌肉维持。

(一)骨骼

构成关节的骨端关节面的相互吻合,是维持关节稳定性的重要因素。其稳定程度与关节类型及骨端的接触面积有关。在不同的关节类型中,杵臼式关节要比其他形式的关节稳定;而在相同类型的关节中,骨端的接触面积越大,关节越稳定,如髋关节股骨头与髋臼的接触面积为180°,所以稳定。而肩关节肱骨头与肩关节盂的接触面积仅为75°,所以其稳定程度远不如髋关节。

(二)韧带

韧带对关节稳定型的维持可以从以下两个方面来理解。

1.维持静力平衡

关节总是在一定的方向受到一定的韧带的制约,使关节的活动保持在正常的生理范围内。如膝关节的侧副韧带限制膝关节的内外翻活动。

2.维持动力平衡

当关节发生超出其生理范围的活动时,限制其活动的韧带受到牵拉,同时可兴奋韧带内的末梢感受器,使对侧的肌肉反射性收缩形成肌肉的拮抗作用,以保护关节。

(三)肌肉

肌肉既是关节活动的动力,又是在运动中维持关节稳定的重要因素。

1.拮抗

使关节在某一特定方向运动的肌肉称为主动肌,行相反方向运动的肌肉称为拮抗肌。拮抗肌对主动肌所进行的运动起缓冲作用,以保护关节在运动中的稳定,防止关节因暴发的运动而致损伤。

2.协同

双关节(或多关节)肌肉为了有效地运动某关节,需使其中的另一关节稳定在一定的位置,或进行反方向运动。完成这一稳定作用的肌肉称为协同肌。

二、脱位的病因

(一)外因

关节脱位多由直接或间接暴力所致,尤其以间接暴力所致者较多见,如跌仆、挤压、扭转、冲撞、坠堕等损伤,均能使构成关节的骨端超出正常范围,脱离正常的位置而引起关节脱位。由于暴力方向不同,故所引起关节脱位的类型亦各不相同。

(二)内因

关节脱位与年龄、性别、职业、体质、解剖特点有着密切关系。如小儿因关节韧带发育尚不健全,常发生桡骨头半脱位。年老体衰、肝肾亏损、筋肉松弛者易发生颞颌关节脱位。成年人脱位多于儿童,男性对于女性,体力劳动者对于脑力劳动者。此外,关节先天性发育不良、体质虚弱、关节囊周围韧带松弛,亦较易发生脱位。若治疗不当,关节囊及其周围韧带未能很好地修复,常导致习惯性脱位。关节本身的病变(如脓毒或结核)可引起关节破坏而致病理性脱位。某些疾病,如小儿麻痹和中老年人的半身不遂等,由于患肢关节周围的肌肉与韧带松弛,也可引起关节脱位或半脱位,特别多见于肩、髋关节。关节脱位还与关节的解剖特点有关,如肩关节的肩胛盂小而浅,肱骨头大,关节囊的前下方松弛和肌肉少,加上关节活动范围大与活动机会多,故肩关节脱位较易发生。

关节脱位时,必然伴有轻重不同的关节周围韧带、肌腱和肌肉扭挫撕裂,关节囊亦往往破裂,局部形成血肿。有时可伴有血管神经损伤、骨端关节面或关节盂边缘部骨折。若暴力强大,可造成开放性脱位。

三、脱位的分类

(1)按脱位的原因分为外伤性脱位、病理性脱位和先天性脱位。

(2)按脱位的时间分为新鲜脱位(脱位时间在 2～3 周以内)和陈旧性脱位(脱位时间超过2周),多次反复发生的脱位称为习惯性脱位。

(3)按脱位的程度分为完全脱位(组成关节的各骨端关节面完全脱出)、不全脱位(又称半脱位,组成关节的各骨端关节面部分脱出)、单纯性脱位以及复杂性脱位(脱位合并骨折或神经、血管损伤)。

(4)按脱位的方向分为前脱位、后脱位、上脱位、下脱位及中心性脱位。四肢与颞颌关节脱位以远侧骨端移位方向为准,脊柱脱位则依上段椎体移位方向而定。

(5)按脱位关节是否有创口与外界相通分为开放性脱位和闭合性脱位。

第三节 骨折的病因病理

一、骨折的病因

骨折的发生,多为严重的暴力作用于人体所致。但人体的生理状况和病理特点不尽相同,如脏腑虚实、筋骨强弱、气血盛衰、年龄老幼等各有不同,均影响着骨折疾病的发生、发展及诊治的整个过程。故骨折的病因,是以外因为主的内、外因综合作用下产生的,但有时内因也占主导地位。正确理解内因和外因的相互关系,对骨折疾病的认识、诊断、治疗及预后都有重要的作用。

(一)外因

外因是骨折疾病发生的主要因素,主要是作用于人体的致伤暴力,通常可分下列 4 种形式。

1.直接暴力

骨折发生于外来暴力直接作用的部位,如打击伤、车压伤、枪弹伤及撞击伤所引起的骨折等。往往是开放性骨折,因打击物由外向内穿破皮肤,故感染率较高。这类骨折移位不大,多为横断骨折或粉碎性骨折,但骨折处的软组织损伤较严重。若发生在前臂或小腿,两骨骨折平面相同。

2.间接暴力

骨折发生于远离于外来暴力作用的部位。例如当人跌倒时伸手触地,由于跌倒时的冲击力所引起的反抗力,由地面沿肢体向上传达,在手腕、前臂及肘部造成桡骨下端、尺桡骨干或肱骨髁上等处骨折。间接暴力包括传达暴力、扭转暴力和杠杆暴力等。骨折多发生于骨质较弱处,骨折端移位可能较大,多为斜形骨折或螺旋形骨折。但骨折局部的损伤(包括软组织损伤)并不严重。若发生在前臂或小腿,则两骨骨折的部位多不在同一平面。如为开放性骨折,则多因骨折断端由内向外穿破皮肤,故感染率较低。

3.筋肉牵拉

由于急剧而不协调的肌肉收缩或韧带的突然紧张牵拉而发生的骨折,损伤常见的部位有髌骨、尺骨鹰嘴、胫骨结节、肱骨大结节、第五跖骨基底等韧带附着点处。如跪跌时,股四头肌强烈收缩可以引起髌骨骨折;猛力伸展肘关节,肱三头肌强烈收缩可以产生尺骨鹰嘴骨折等。此类骨折骨折端的移位可能性较大,但是骨折局部的损伤(包括软组织损伤)并不严重,治疗比较容易,预后较好。

4.持续劳损

持续劳损又称积累损伤,指骨骼长期反复受到震动或形变,由于外力的积累而造成的骨折。例如长途行军、连续跑步,可引起第二、三跖骨及腓骨干下 1/3 骨折;操纵震动的机器过久,可以引起尺骨下端骨折;不习惯的、持续的过度负重可以引起椎体压缩性骨折或股骨颈骨折。此类骨折特点:第一,它是一种慢性骨折,是由多次或长期积累性外伤所造成,故可称为疲劳骨折;第二,被累部骨小梁断裂和新骨增生同时进行;第三,骨折多无移位,偶有轻微零外伤,完全断裂,其伤力和骨折表现均不相称;第四,骨折端比较光滑,并有碎骨块游离脱落;第五,骨折愈合能力较低,治疗时应特别注意。

(二)内因

骨折虽以外因为主,但与年龄、健康状况、解剖部位、结构、受伤姿势、骨骼是否原有病变等内在因素有密切关系。

1.年龄

年轻力壮,气血旺盛,筋骨强健,周身轻灵者趋避和耐受暴力的能力均强,除过重暴力外一般不易发生骨折;年老体弱,气血亏损,肝肾不足,骨质疏松,筋骨萎弱,动作迟缓者容易遭受暴力而发生骨折。同一形式的致伤暴力,可因年龄不同而受伤各异。例如,同是跌倒时手掌撑地致伤,暴力沿肢体向上传导,老年人因肝肾不足,筋骨脆弱,易在桡骨下端、肱骨外科颈处发生骨折;儿童则因骨膜较厚、胶质较多而发生桡尺骨青枝骨折,或因骨骺未闭而发生骺离骨折。

2.解剖部位和结构

骨折的发生常在松密质骨交接部等骨的结构薄弱处,例如肱骨外科颈骨折的部位是肱骨干密质骨与外科颈疏松骨交接处;在多关节部位,活动范围小和活动范围大的交接处易发生骨折,如第12胸椎和第1腰椎易发生骨折;幼儿骨膜较厚,骨骼胶质较多,易发生青枝骨折;股骨下段扁平而宽,前有冠状窝,后有鹰嘴窝,中间仅隔较薄的骨片,易发生肱骨髁上骨折。

3.骨骼病变

骨骼先有病理变化,骨小梁已遭破坏,如脆骨病、骨髓炎、骨结核、骨肿瘤等,遇轻微暴力即可能发生骨折。

二、骨折的移位

骨折移位的程度和方向,一方面与暴力的大小、作用方向及搬运情况等外在因素有关,另一方面还与肢体远侧段的重量、肌肉附着点及其收缩牵拉力等内在因素有关。

骨折移位方式有下列 5 种,临床上常合并存在(图 2-1)。

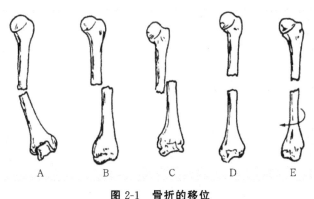

图 2-1　骨折的移位

A.成角移位;B.侧方移位;C.缩短移位;D.分离移位;E.旋转移位

(一)成角移位

两骨折段之轴线交叉成角,以角顶的方向称为向前、向后、向内或向外成角。

(二)侧方移位

两骨折端移向侧方,四肢按骨折远段、脊柱按上段的移位方向称为向前、向后、向内或向外侧方移位。

(三)缩短移位

骨折段互相重叠或嵌插,骨的长度因而缩短。

(四)分离移位

两骨折端互相分离,骨的长度增加。

(五)旋转移位

骨折段围绕骨之纵轴而旋转。

三、骨折的分类

对骨折进行分类,是决定治疗方法、掌握其发展变化规律的重要环节。分类的方法甚多,现将主要的分类方法介绍如下。

(一)根据骨折处是否与外界相通

1.闭合骨折

骨折断端不与外界相通者。

2.开放骨折

有皮肤或黏膜破裂,骨折处与外界相通者。

(二)根据骨折的损伤程度

1.单纯骨折

无并发神经、重要血管、肌腱或脏器损伤者。

2.复杂骨折

并发神经、重要血管、肌腱或脏器损伤者。

3.不完全骨折

骨小梁的连续性仅有部分中断者。此类骨折多无移位。

4.完全骨折

骨小梁的连续性全部中断者。管状骨骨折后形成远近两个或两个以上的骨折段。此类骨折断端多有移位。

(三)根据骨折线的形态

骨折的类型如图 2-2 所示。

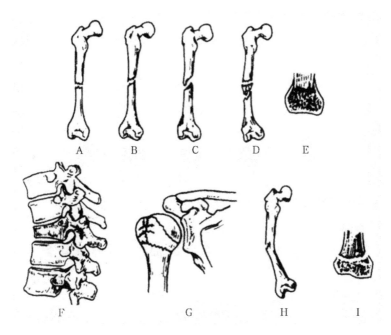

图 2-2 骨折的类型

A.横断骨折;B.斜形骨折;C.螺旋形骨折;D.粉碎形骨折;E.嵌插骨

折;F.压缩骨折;G.裂缝骨折;H.青枝骨折;I.骨骺分离

1.横断骨折

骨折线与骨干纵轴接近垂直。

2.斜形骨折

骨折线与骨干纵轴斜交成锐角。

3.螺旋形骨折

骨折线呈螺旋形。

4.粉碎骨折

骨碎裂成两块以上,称粉碎骨折。骨折线呈"T"形或"Y"形时,又称"T"形或"Y"形骨折。

5.嵌插骨折

发生在长管骨干骺端密质骨与松质骨交界处。骨折后,密质骨嵌插入松质骨内,可发生在股骨颈和肱骨外科颈等处。

6.压缩骨折

松质骨因压缩而变形,如脊椎骨及跟骨等。

7.裂缝骨折

裂缝骨折或称骨裂,骨折呈裂缝或线状,常见于颅骨、舟状骨等处。

8.青枝骨折

多发生于儿童。仅有部分骨质和骨膜被拉长、皱折或破裂,骨折处有成角、弯曲畸形,与青嫩的树枝被折时的情况相似。

9.骨骺分离

发生在骨骺板部位,使骨骺与骨干分离,骨骺的断面可带有数量不等的骨组织,故骨骺分离亦属骨折的一种,见于儿童和青少年。

(四)根据骨折整复后的稳定程度

1.稳定骨折

复位后经适当外固定不易发生再移位者,如裂缝骨折、青枝骨折、嵌插骨折、横形骨折等。

2.不稳定骨折

复位后易于发生再移位者,如斜形骨折、螺旋形骨折、粉碎骨折等。

(五)根据骨折后就诊时间

1.新鲜骨折

伤后2～3周以内就诊者。

2.陈旧骨折

伤后2～3周以后就诊者。

(六)根据受伤前骨质是否正常

1.外伤骨折

骨折前,骨质结构正常,纯属外力作用而产生骨折者。

2.病理骨折

骨质原已有病变(如骨髓炎、骨结核、骨肿瘤等),经轻微外力作用而产生骨折者。

四、骨折的愈合过程

骨折愈合的机制,目前还不十分清楚,有待进一步研究。一般认为,骨折愈合过程是一个连续的发展过程,可分为血肿机化期、原始骨痂期和骨痂改造期3期(图2-3),亦是"瘀去、新生、骨合"的过程。

(一)血肿机化期

骨折后,骨膜、骨质及邻近软组织遭受损伤,血管断裂出血,在骨折部形成血肿。骨折断端因损伤及血液循环中断而逐渐发生坏死。血肿于伤后 4～5 小时开始凝结,随着血小板的破坏,纤维蛋白的渗出,毛细血管的增生,成纤维细胞、吞噬细胞的侵入,血肿逐渐机化,形成肉芽组织,肉芽组织再演变成纤维结缔组织,使骨折断端初步连接在一起,这就叫纤维性骨痂,这一过程在骨折后 2～3 周内完成。这一时期若发现骨折对线对位不良尚可用手法整复、调整外固定或牵引方向加以矫正。

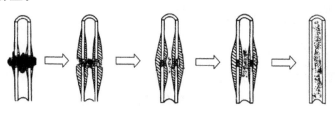

图 2-3　骨折愈合过程示意图

(二)原始骨痂期

充塞在骨折断端之间因血肿机化而形成的纤维组织,大部分转变为软骨,嵌插在两骨折断端的外骨痂之间。软骨细胞经过增生、变性、钙化而骨化,称软骨内骨化。软骨内骨化过程复杂而缓慢,故临床上应防止较大的血肿,减少软骨内骨化范围,使骨折能较快愈合。

骨折后 24 小时内,骨折断端处的外骨膜开始增生、肥厚,外骨膜的内层(生发层)细胞增生,产生骨化组织,形成新生骨,称膜内化骨。新生骨的不断增多,紧贴在骨皮质的表面,填充在骨折断端之间,呈斜坡样,称外骨痂。在外骨痂形成的同时,骨折断端髓腔内的骨膜也以同样的方式产生新骨,充填在骨折断端的髓腔内,称内骨痂。内骨痂由于血运供给不佳,故生长较慢。

骨性骨痂主要是经骨膜内骨化(外骨痂为多、内骨痂次之)形成,其次为软骨内骨化(中间骨痂)形成,它们的主要成分为成骨细胞,次要成分为成软骨细胞,均来自外骨膜深层和内骨膜。内外骨痂沿着皮质骨的髓腔侧和骨膜侧向骨折线生长,彼此汇合。外骨膜在骨痂形成中有着较大的重要性,因此在治疗中任何对骨膜的损伤(如手术整复、粗暴手法复位或过度牵引等)均对愈合不利。

骨痂中的血管、破骨细胞和成骨细胞侵入骨折端,一面使骨样组织逐渐经过钙化而成骨组织,一面继续清除坏死骨组织。当内外骨痂和中间骨痂汇合后,又经过不断钙化,其强度足以抵抗肌肉的收缩、成角、剪力和旋转力时,则骨折已达临床愈合。一般需 4～8 周。如 X 线片示骨折线模糊,周围有连续性骨痂通过骨折线,则可解除外固定,加强患肢的活动锻炼。

(三)骨痂改造期

骨折临床愈合以后，骨痂范围和密度逐渐加大，髓腔亦为骨痂所堵塞。成骨细胞增加，新生骨小梁也逐渐增加，且逐渐排列规则和致密，而骨折端无菌坏死部分经过血管和成骨细胞、破骨细胞的侵入，进行坏死骨的清除和形成新骨的爬行替代过程，最后在 X 线片中骨痂与质骨界限不能分清，骨折间隙完全消失，骨折已达骨性愈合，一般需要 8～12 周才能完成，其骨痂中的骨小梁排列不相一致。

随着肢体的运用和负重，骨折周围肌群的作用，为了适应力学的需要，骨痂中骨小梁逐渐进行调整而改变排列。不需要的骨痂(髓腔内或皮质骨以外的)通过破骨细胞作用而消失，骨痂不足的部位(弯曲或凹处)，通过膜内骨化而补充。最后，骨折的痕迹在组织学或放射学上可以完全或接近完全消失，这一由骨性愈合到达骨折痕迹消失的阶段称为塑形期。幼年患者塑形力强，需时短，一般在二年以内骨折痕迹即可消失，成人需要 2～4 年。局部破坏严重或骨折整复不良，即使达到充分塑形，在 X 线片上骨折痕迹永远不能消失。

五、骨折的临床愈合标准和骨性愈合标准

掌握骨折的临床愈合和骨性愈合的标准，有利于确定外固定的时间、练功计划和辨证用药。

(一)骨折的临床愈合标准

(1)局部无压痛，无纵向叩击痛。

(2)局部无异常活动。

(3)X 线片显示骨折线模糊，有连续性骨痂通过骨折线。

(4)功能测定：在解除外固定情况下，上肢能平举 1 kg 达 1 分钟，下肢能连续徒手步行3 分钟，并不少于 30 步。

(5)连续观察两周骨折处不变形，则观察的第 1 天即为临床愈合日期。

(2)、(4)两项的测定必须慎重，以不发生变形或再骨折为原则。

(二)骨折的骨性愈合标准

(1)具备临床愈合标准的条件。

(2)X 线片显示骨小梁通过骨折线。

成人常见骨折临床愈合时间须根据临床愈合的标准而决定，表 2-1 仅供夹缚固定时参考。

表 2-1　成人常见骨折临床愈合时间参考表

骨折名称	时间(周)
锁骨骨折	4～6
肱骨外科颈骨折	4～6
肱骨干骨折	4～8
肱骨髁上骨折	3～6
尺、桡骨干骨折	6～8
桡骨远端骨折	3～6
掌、指骨骨折	3～4
股骨颈骨折	12～20
股骨转子间骨折	7～10
股骨干骨折	8～12
髌骨骨折	4～6
胫腓骨干骨折	7～10
踝部骨折	4～6
跖部骨折	4～6

六、影响骨折愈合的因素

认识影响骨折愈合的因素,以便利用对愈合有利的因素和避免对愈合不利的因素。

(一)全身因素

1.年龄

骨折愈合速度与年龄关系密切。小儿气血旺盛,组织再生和塑形能力强,骨折愈合速度较快,如股骨干骨折的临床愈合时间,小儿需要 1 个月基本愈合,成人往往需要 3 个月左右才能基本愈合,老年人由于气血不足,愈合更慢。

2.全身健康状况

身体强壮,气血旺盛,对骨折愈合有利;反之,慢性消耗性疾病,气血虚弱,如糖尿病、重度营养不良、钙代谢障碍、骨软化症、恶性肿瘤或骨折后有严重并发症者,则骨折愈合迟缓。

(二)局部因素

1.断面的接触

断面接触大则愈合较易,断面接触小则愈合较难,故整复后对位良好者愈合快,对位不良者愈合慢,螺旋形、斜形骨折往往也较横断骨折愈合快。若骨折断端间有肌肉、肌腱、筋膜等软组织嵌入,或由于过度牵引而使骨折断端分离,则妨碍了骨折断面的接触,愈合就更困难。

2.断端的血液供给

组织的再生,需要足够的血液供给,血液供给良好的松质骨部骨折愈合较快,而血液供给不良的部位骨折则愈合速度缓慢,甚至发生延迟连接、不连接或缺血性骨坏死。例如,股骨头的血液供给主要来自关节囊血管,故头下部骨折后,血液供给较差,就有缺血性骨坏死的可能。胫骨干下 1/3 的血液供给主要依靠由上 1/3 进入髓腔的营养血管,故下 1/3 部骨折后,远端血液供给较差,愈合迟缓。腕舟骨的营养血管由掌侧结节处和背侧中央部进入腰部,骨折后,近段的血液供给就较差,愈合迟缓。

3.损伤的程度

骨折后有骨缺损或软组织损伤严重者愈合速度缓慢;断端形成巨大血肿者,骨折的愈合速度较慢。骨膜损伤严重者或切开复位,不适当剥离骨膜,骨折愈合也较困难。

4.感染的影响

感染引起损伤局部长期充血、脓液和代谢产物的堆积,均不利于骨折的正常愈合,容易发生迟缓愈合和不愈合。

5.固定和运动

固定可以维持骨折端整复后的良好位置,防止再一次移位,有利于受伤软组织修复,减少血肿范围,保证有利于骨折愈合。若固定太过使局部血运不佳,肌肉萎缩,对愈合不利。在良好固定的条件下,进行适当上下肢关节练功活动,促进局部血液循环畅通,则骨折可以加速愈合。

第四节 骨关节疾病的病因病理

骨关节疾病的病因病理是多种多样的,很难做一个概括性的归纳,有许多骨关节疾病的发病原因与发病机制仍不清楚或不完全清楚。其发病原因与以下因素有关。

一、感染

化脓性细菌、结核杆菌、梅毒螺旋体感染,可引起化脓性骨髓炎、化脓性关节炎、骨关节结核、骨梅毒等。此外,病毒侵袭是小儿麻痹的致病原因,某些骨肿瘤的发生可能与病毒感染有关。

二、损伤

长期的慢性劳损是引起骨关节退行性疾病与骨软骨疾病的主要原因之一。

三、退行性病变

随年老而发生的骨关节功能的减退是某些骨关节疾病的主要原因。如髋、膝、踝、脊柱关节的骨性关节炎。

四、代谢性障碍

如佝偻病、骨软化病、骨质疏松症等。

五、免疫性因素

如风湿性关节炎、类风湿关节炎、强直性脊柱炎等。

六、地域性因素

与地域的水土、气候、饮食等因素有关的疾病。如大骨节病、氟骨病等。

七、职业性因素

因生产性有害因素引起,如振动病、减压病、职业中毒、放射病等。

八、先天性发育因素

如骨先天性畸形、血友病性关节炎、先天性关节挛缩等。

第三章　骨科常规检查方法

第一节　骨的发育与骨龄测评

骨的发育包括骨化与生长,在胚胎期即开始进行。骨化有两种形式,一种为膜化骨,包括颅盖诸骨和面骨。膜化骨是间充质细胞演变为成纤维细胞,形成结缔组织膜,在膜的一定部位开始化骨,成为骨化中心,再逐步扩大,完成骨的发育。另一种为软骨内化骨,躯干及四肢骨和颅底骨与筛骨均属软骨内化骨。软骨内化骨是由间充质细胞演变为软骨,已具有成年骨的形态,即软骨雏形,为软骨原基。在软骨原基中心的软骨细胞肥大,基质钙化,软骨膜血管侵入软骨细胞囊中,由成骨细胞的成骨活动而成骨,形成原始骨化中心。以后,还出现继发骨化中心。骨化中心不断扩大,最后全部骨化,而完成骨骼的发育。长骨干骺端的软骨次级骨化中心按一定顺序及骨解剖部位有规律地出现。骨化中心出现可反映长骨的生长成熟程度。用 X 线检查测定不同年龄儿童长骨干骺端骨化中心的出现时间、数目、形态的变化,并将其标准化,即为骨龄。

一、骨骼的发育及影响骨发育的因素

(一)骨骼的发育

1.头颅骨

婴儿出生时颅骨缝稍有分开,于 3～4 月龄时闭合。出生时后囟很小或已闭合,至迟 6～8 周龄闭合。前囟出生时 1～2 cm,以后随颅骨生长而增大,6 月龄左右逐渐骨化而变小,在 1～1.5 岁闭合。颅骨随脑发育而长大,且生长先于面部骨骼(包括鼻骨、下颌骨)。1～2 岁后随牙齿萌出、频频出现咀嚼动作,面骨开始加速生长发育,鼻、面骨变长,下颌骨向前凸出,下颌角倾斜度减小,额面比例

发生变化,颅面骨由婴儿期的圆胖脸形变为儿童期的脸形。

2.脊柱

脊柱的增长反映脊椎骨的生长。生后第 1 年脊柱生长快于四肢,以后四肢生长快于脊柱。出生时脊柱无弯曲,仅呈轻微后凸。3 个月左右抬头动作的出现使颈椎前凸;6 个月后能坐,出现胸椎后凸;1 岁左右开始行走,出现腰椎前凸。这样的脊椎自然弯曲至 6～7 岁才为韧带所固定。生理弯曲的形成与直立姿势有关,是人类的特征,有加强脊柱弹性作用。椎间盘的继续形成是青春后期躯干继续增长的主要原因。

3.长骨

长骨是从胎儿到成人期逐渐完成的。长骨的生长主要由长骨干骺端的软骨骨化,骨膜下成骨,使长骨增长、增粗,当骨骺与骨干融合时,标志长骨停止生长。随年龄的增加,长骨干骺端的软骨次级骨化中心按一定顺序及骨解剖部位有规律地出现。骨化中心出现可反映长骨的生长成熟程度。出生时腕部尚无骨化中心,股骨远端及胫骨近端已出现骨化中心。

(二)影响骨发育的因素

影响骨生长发育的因素多种多样,如家庭遗传和激素、细胞因子等的影响;除此之外,地理气候条件、生理条件、卫生条件、营养状况及伤病等对骨的生长发育也有一定的影响。

1.激素

(1)甲状腺素及甲状旁腺素:甲状腺素对骨骼有直接作用,使骨吸收和骨形成均增强,而以骨吸收更为明显。T_3 和 T_4 增加钙、磷的转换率,促进其从尿和粪便排泄。甲状旁腺素主要调节钙磷代谢,使血钙增高,血磷降低,维持组织液中的钙离子于恒定水平。甲状旁腺素对骨组织的作用是激活骨细胞、破骨细胞和成骨细胞,加强骨更新或骨改建过程。

(2)降钙素:降钙素主要作用是通过抑制骨吸收降低血钙,维持钙平衡。降钙素对破骨细胞的骨吸收呈直接抑制作用,而对骨形成则无明显影响。

(3)生长激素:生长激素能促进蛋白质合成和软骨及骨的生成,从而促进全身生长发育。

(4)雌激素:雌激素能刺激成骨细胞合成骨基质,若水平下降,则成骨细胞活性减弱、骨形成减少。正常时,雌激素可拮抗 PTH 的骨吸收作用,降低骨组织对 PTH 骨吸收作用的敏感性。绝经后雌激素的减少可使骨组织对其敏感性增加,骨盐溶解增加,若不给予雌激素替代治疗常发生骨质疏松。

(5)糖皮质激素:糖皮质激素对骨和矿物质代谢有明显作用。体内此激素过多(如库欣综合征或长期使用糖皮质激素者)可引起骨质疏松,可能与其增加骨吸收和减少骨形成有关。

2.维生素

(1)维生素 A:维生素 A 对成骨细胞及破骨细胞的功能有协调作用,从而保持骨的生成和改建正常进行。如果维生素 A 严重缺乏,则可使骨的改建与生长失调,导致骨骼畸形生长。如果影响了颅骨的生长,使颅骨不能适应脑的发育,则可造成中枢神经系统损害。

(2)维生素 D:维生素 D 可促进肠道对钙、磷的吸收及肾小管对钙、磷的重吸收,从而提高血液中钙和磷的浓度,有利于钙化和骨盐形成。如果体内缺乏维生素 D,则血钙、血磷浓度降低,此时成骨细胞虽然能够生成纤维和有机基质,但由于骨盐的沉着障碍,类骨质不能变为骨组织,即骨化障碍,从而出现一系列临床表现。在儿童易患佝偻病,在成人则可发生骨软化症。

二、骨龄测评的基本概念

骨龄即骨骼年龄。在人类的生长期内,从婴幼儿到成年人,骨骼的形态、大小都会有所变化。而这种变化可以通过 X 线来观察。骨龄的相关数据是根据同年龄段、同种族儿童的平均数据综合而成。结合儿童目前的身高及骨龄可以了解其发育情况,预测未来的身高。另外,骨龄的测定还对一些儿科内分泌疾病的诊断有很大帮助。骨龄和儿童身高之间有着密切的关系。各年龄阶段的身高和成年后的身高具有高度的相关性,所以,根据当前的骨龄,就可以预测出还可能长多高。预测时,要考虑儿童当前的身高和骨龄,女孩还要考虑是否已经月经初潮。然后,采用不同的预测公式计算成年后身高。由于影响身高的因素很多,这些预测方法虽有一定的科学依据,但身高预测的误差总是不可避免的。

骨龄鉴定在某些内分泌疾病,营养代谢障碍性疾病和生长发育障碍等疾病的 X 线诊断中起重要的作用。骨龄的异常,常常是儿科某些内分泌疾病所表现的一个方面。许多疾病将影响骨骼发育,或使其提前或使其落后,如肾上腺皮质增生症或肿瘤、性早熟、甲状腺功能亢进、卵巢颗粒细胞瘤等将导致骨龄提前;而卵巢发育不全、软骨发育不全、生长激素缺乏、甲状腺功能低下等将导致骨龄明显落后。

三、骨龄测评的方法

测定骨龄的方法有简单计数法、图谱法、评分法和计算机骨龄评分系统等,最常用的是 G-P 图谱法和 TW2(TW3)评分法;预测成年身高包括 B-P 法、RWT 法、TW2 法等。图谱法主要依据儿童青少年不同年龄手腕部骨化中心和干骺的出现、消失顺序,建立男女骨龄标准图谱,评价时将待测 X 线片与图谱逐个对照,取最相近者为其骨龄,若介于两个相邻年龄图谱之间,则取均值来估算。各国或地区相继建立了各自的标准图谱,包括我国的顾氏图谱。1~9 岁腕部骨化中心的数目大约为其岁数+1,10 岁时出全,共 10 个。

生物年龄(骨龄)-生活年龄的差值在 ±1 岁以内的称为发育正常。

生物年龄(骨龄)-生活年龄的差值>1 岁的称为发育提前。

生物年龄(骨龄)-生活年龄的差值<-1 岁的称为发育落后。

腕骨化骨核出现早,时间也有次序,为便于记忆,按头、钩、三角、月、舟、大多角、小多角、豆顺序为 1、2、3、4、5、6、7、10 岁,故常用作为评估骨发育的指标。

第二节　骨关节检查法

详细、完整的临床检查对骨关节疾病的诊治具有重要意义。

一、注意事项

(一)环境舒适

检查室室温应该舒适,光线充足,检查女性被检查者时应有家属或护士陪同。

(二)显露范围

根据检查需要,充分显露检查部位,对可能有关而无明显症状的部位及健侧也应充分显露,仔细检查并进行对比。

(三)体位要求

一般嘱被检查者卧位,检查上肢及颈部时可根据情况采取坐位,特殊检查时可采取特殊体位。

(四)检查顺序

一般先行全身检查再重点行局部检查。若患者病情危重,应先进行抢救,避免做不必要的检查和处理。

(五)检查手法

检查者应该动作规范、轻巧,对可能患急性感染及肿瘤患者检查应尽量轻柔,避免扩散。

二、检查项目

检查项目包括一般全身检查及骨科相关的专科检查。

(一)基本检查方法

骨科基本检查方法包括视诊、触诊、叩诊、听诊、动诊和量诊等,其中视、触、动诊是每次检查都需要做到的,其余各项则根据患者具体情况按需进行。

1.视诊

(1)一般检查:从各个侧面和不同体位仔细观察躯干及四肢的姿势,轴线及步态有无异常。

体位和姿势:体位是指患者身体在卧位时所处的状态。临床上常见的有自动体位、被动体位和强迫体位等。姿势是就举止状态而言,主要靠骨骼结构和各部分肌肉的紧张度来维持。不同体位和姿势常可帮助明确骨科疾病诊断:①脊髓损伤伴截瘫的患者处于被动体位;②骨折和关节脱位的患者为减轻痛苦常处于某种强迫体位;③锁骨骨折患者常表现为以健手扶持患肘的姿势;④不同颈髓平面损伤急性期后常表现为不同姿势。

步态:即行走时所表现的姿势。步态的观察对疾病诊断有重要帮助。骨科常见典型异常步态如下。①剪刀步态:脊髓损伤伴痉挛性截瘫。②摇摆步态:双侧髋关节先天性脱位、大骨节病。③跨阈步态:腓总神经损伤或麻痹、弛缓性截瘫。④跛行步态:一侧臀中肌麻痹、一侧先天性髋关节脱位。⑤间歇性跛行:腰椎管狭窄症、短暂性脊髓缺血、下肢动脉慢性闭塞性病变。

(2)局部情况:①皮肤有无发红、发绀、色素沉着、发亮或静脉曲张等,局部有无包块;②软组织有无肿胀或淤血,肌肉有无萎缩及纤维颤动;③瘢痕、创面、窦道、分泌物及其性状;④伤口的形状及深度,有无异物残留及活动性出血;⑤有无畸形,如肢体长度、粗细或成角畸形;⑥局部包扎和固定情况。

2.触诊

(1)局部温度和湿度。

(2)注意局部有无包块,若有包块存在,应明确包块的部位、大小、活动度、硬度、有无波动感及与周围组织的关系等。

(3)压痛:应明确压痛的部位、深度、范围、性质及程度等。一般由外周健康组织向压痛点中心区逐渐移动,动作由浅入深、先轻后重,避免暴力操作。

(4)了解有无异常活动及骨擦感。

3.叩诊

(1)轴向叩击痛:当怀疑存在骨与关节疾病时可沿肢体轴向用拳头叩击肢体远端,如在相应部位出现疼痛即为阳性,多见于骨、关节急性损伤或炎症病例。

(2)脊柱间接叩击痛:被检查者取坐位,检查者一手置于被检查者头顶,另一手半握拳叩击左手,有脊柱病变者可在相应部位出现疼痛。若患者出现上肢放射痛,提示颈神经根受压。

(3)棘突叩击痛:检查脊柱时常用叩诊锤或手指叩击相应的棘突,如有骨折或炎性病变常出现叩击痛。

(4)神经干叩击试验(Tinel征):叩击已损伤神经的近端时末梢出现疼痛,并向远端推移,表示神经再生现象。

4.听诊

(1)骨摩擦音:骨折患者常可闻及骨摩擦音。

(2)关节弹响:当关节活动时听到异常响声并伴有相应的临床症状时,多有病理意义,如弹响髋、肩峰下滑囊炎和膝关节半月板损伤等情况。

(3)骨传导音:用手指或叩诊锤叩击两侧肢体远端对称的骨隆起处,将听诊器听筒放在肢体近端对称的骨隆起处,双侧对比判断骨传导音的强弱,若有骨折则骨传导音减弱。

5.动诊

一般包括检查主动活动、被动活动和异常活动情况。

(1)主动活动。①肌力检查。②关节主动活动功能检查:各关节活动方式和范围各不相同,正常人可因年龄、性别等因素而有所不同。

(2)被动活动。①和主动活动方向相同的被动活动。②非主动活动方向的被动活动:包括沿肢体轴位的牵拉、挤压活动及侧方牵引活动等。

(3)异常活动。①关节强直:活动功能完全丧失。②关节活动范围减小:见于肌肉痉挛或关节周围的软组织痉挛。③关节活动范围超常:见于关节囊破坏,关节囊及支持带过度松弛或断裂。④假关节活动:见于肢体骨折不愈合或骨缺损。

6.量诊

测量肢体的角度、长度及周径的方法称为量诊。肢体测量是骨科临床检查法中的重要内容,其目的是了解人体各部位的尺寸或角度,以便对人体的结构规律、病理变化进行数量上的分析。

（二）骨科各部分检查

1.常用颈部骨关节检查

（1）颈椎间孔挤压试验：患者坐位，检查者双手手指互相嵌夹相扣，以手掌面压于患者头顶部或者前额部，两前臂掌侧夹于患者头两侧保护，不使头颈歪斜，同时向患侧或健侧屈曲颈椎，也可以前屈后伸，若出现颈部或上肢放射痛加重，即为阳性，多见于神经根型颈椎病或颈椎间盘突出症。该试验是使椎间孔变窄，从而加重对颈神经根的刺激，故出现疼痛或放射痛。

（2）侧屈椎间孔挤压试验：患者取坐位，头稍后仰并向患侧屈曲，下颌转向健侧，检查者双手放在患者头顶向下挤压。如引起颈部疼痛，并向患侧手部放射即为阳性。最常见于 C_5 椎间盘突出症，此时疼痛向拇指、手及前臂放射。

（3）后仰椎间孔挤压试验：患者取坐位，头稍后仰，检查者双手交叉放在患者头顶上，再向下方挤压。如引起颈部疼痛，并向患侧上肢放射，即为阳性。阳性结果见于颈椎病。

（4）颈椎间孔分离试验：检查者一手托住患者颏下部，另一手托住枕部，然后逐渐向上牵引头部，如患者感到颈部和上肢的疼痛减轻，即为阳性。该试验可以拉开狭窄的椎间孔，减少颈椎小关节周围关节囊的压力，缓解肌肉痉挛，减少神经根的挤压和刺激，从而减轻疼痛。

（5）椎动脉扭曲试验：用于检查椎动脉型颈椎病，患者坐位、头颈放松，检查者站在患者身后，双手抱住患者头枕两侧，将患者头向后仰的同时转向一侧，若出现眩晕则为阳性。

（6）头顶部叩击试验：患者端坐，医师一手平按患者头顶，用另一手握拳叩击按在患者头顶的手掌背，如果患者感觉颈部疼痛不适或者向上肢串痛、麻木，为阳性。

（7）屈颈试验：用于检查脊髓型颈椎病，患者平卧，上肢置于躯干两侧，下肢伸直，令患者抬头屈颈，若出现上下肢放射性麻木则为阳性。

2.常用的上肢骨关节检查

（1）Dugas 征：患者能用手摸到对侧肩部，且肘部能够贴到胸壁为阴性；若不能为阳性，表明肩关节有脱位。

（2）Speeds 征和 Yergason 征：即肱二头肌抗阻力试验。前者为前臂旋后，前屈肩 $90°$，伸肘位，阻抗位屈肘，出现肩痛为阳性；后者为屈肘 $90°$，阻抗屈肘时肩痛为阳性，提示肱二头肌腱鞘炎。

(3)Impingement 征:即前屈上举征。医师以手下压患侧肩胛骨并于中立位前举、上举,肩袖的大结节附着点撞击肩峰的前缘,肩痛为阳性,见于撞击综合征。

(4)肩前屈内旋试验:将患肩前屈 90°,屈肘 90°用力内旋肩,使肩袖病变撞击喙峰韧带,产生肩痛为阳性,见于撞击综合征。

(5)Apprehension 试验:即肩恐惧试验。患者放在外展外旋(投掷)位,医师推肱骨头向前与前关节囊相压撞,后者有病变时剧痛,突感无力,不能活动,提示肩关节前方不稳。

(6)肩关节稳定试验:弯腰垂臂位或仰卧位,被动向前方推压肱骨头或向后推肱骨头或向下牵拉肱骨头,可试出肩前方不稳、后方不稳或下方不稳。

(7)肘三角:正常的肘关节在完全伸直时,肱骨外上髁、内上髁和尺骨鹰嘴在一条直线上。肘关节屈曲 90°时,三个骨突形成一个等腰三角形,称为肘三角。肘关节脱位时,此三角点关系改变。用于肘关节脱位的检查,和肘关节脱位与肱骨髁上骨折的鉴别。

(8)腕伸肌紧张试验:患者肘关节伸直,前臂旋前位,做腕关节的被动屈曲,引起肱骨外上髁处疼痛者为阳性征,见于肱骨外上髁炎。

(9)握拳尺偏试验:患者拇指屈曲握拳,将拇指握于掌心内,然后使腕关节被动尺偏,引起桡骨茎突处明显疼痛为阳性征,见于桡骨茎突狭窄性腱鞘炎。

(10)腕三角软骨挤压试验:腕关节位于中立位,然后使腕关节被动向尺侧偏斜并纵向挤压,若出现下尺桡关节疼痛为阳性征,见于腕三角软骨损伤、尺骨茎突骨折。

(11)屈腕试验:医师手握患者腕部,拇指按压在腕横纹处,同时嘱患腕屈曲,若患手麻痛加重,并放射到中指示指,即为阳性,表示患腕管综合征。

3.常见的腰部骨关节检查

(1)直腿抬高试验:患者仰卧位,两下肢伸直靠拢,检查者用一手握患者踝部,一手扶膝保持下肢伸直,逐渐抬高患者下肢,正常者可以抬高 70°～90°而无任何不适感觉;若小于以上角度即感该下肢有传导性疼痛或麻木者为阳性,多见于坐骨神经痛和腰椎间盘突出症患者。

(2)直腿抬高加强试验(足背伸试验):若将患者下肢直腿抬高到开始产生疼痛的高度,检查者用一手固定此下肢保持膝伸直,另一手背伸患者踝关节,放射痛加重者为直腿抬高踝背伸试验(亦称"加强试验")阳性。该试验用以鉴别是神经受压还是下肢肌肉等原因引起的抬腿疼痛。

(3)股神经牵拉试验:对高位腰椎间盘突出有意义。患者俯卧,患侧膝关节屈曲,上提小腿,使髋关节处于过伸位,出现大腿前方痛即为阳性。在 $L_{2\sim3}$ 和 $L_{3\sim4}$ 椎间盘突出为阳性,而 $L_{4\sim5}$、L_5、S_1 此试验为阴性。

(4)拾物试验:让小儿站立,嘱其拾起地上物品。正常小儿可以两膝微屈,弯腰拾物;若腰部有病变,可见屈髋屈膝,腰部挺直、一手扶膝下蹲,一手拾地上的物品,此为该试验阳性,常用于检查儿童脊柱前屈功能有无障碍。

(5)俯卧背伸试验:患儿俯卧,双下肢并拢,医师双手提起双足,使腰部过伸,正常者,脊柱呈弧形后伸状态。如有病变则大腿和骨盆与腹壁同时离开床面,脊柱呈强直状态。

(6)Schober 试验:令患者直立,在背部正中线髂嵴水平做一标记为零,向下 5 cm 做标记,向上 10 cm 再做另一标记,然后令患者弯腰(双膝保持直立)测量两个标记间距离,若增加少于 4 cm 即为阳性。阳性说明腰椎活动度降低,见于强直性脊柱炎中晚期。

(7)骶髂关节扭转试验(Gaenslen 征):仰卧,患者双手抱住健侧髋、膝,使之屈曲,患侧大腿垂于床沿外,检查者一手按住健膝,一手压患膝,使大腿后伸扭转骶髂关节,骶髂关节痛者为阳性。

(8)骨盆分离与挤压试验:患者仰卧,检查者双手将两侧髂嵴用力向外下方挤压,称骨盆分离试验。反之,双手将两髂骨翼向中心相对挤压,称为骨盆挤压试验。能诱发疼痛者为阳性,提示骨盆环骨折。

4.常见的髋部骨关节检查

(1)髋关节屈曲挛缩试验(Thomas 征):患者仰卧,将健侧髋膝关节尽量屈曲,大腿贴近腹壁,使腰部接触床面,以消除腰前凸增加的代偿作用。再让其伸直患侧下肢,若患肢随之跷起而不能伸直平放于床面,即为阳性征。说明该髋关节有屈曲挛缩畸形,并记录其屈曲畸形角度。

(2)髋关节过伸试验:又称伸髋试验。患者俯卧位,患侧膝关节屈曲 90°,医师一手握其踝部将下肢提起,使髋关节过伸。若骨盆亦随之抬起,即为阳性征。说明髋关节不能过伸。腰大肌脓肿及早期髋关节结核可有此体征。

(3)单腿独立试验(Trendelenburg 征):此试验是检查髋关节承重功能。先让患者健侧下肢单腿独立,患侧腿抬起,患侧臀皱襞(骨盆)上升为阴性。再让患侧下肢单腿独立,健侧腿抬高,则可见健侧臀皱襞(骨盆)下降,为阳性征。表明持重侧的髋关节不稳或臀中、小肌无力。任何使臀中肌无力的疾病均可出现阳性征。

(4)下肢短缩试验(Allis 征):患者仰卧,双侧髋、膝关节屈曲,足跟平放于床面上,正常两侧膝顶点等高、若一侧较另一侧低即为阳性征。表明股骨或胫腓骨短缩或髋关节脱位。

(5)望远镜试验:又称套叠征。患者仰卧位,医师一手固定骨盆,另一手握患侧腘窝部,使髋关节稍屈曲,将大腿纵向上下推拉,若患肢有上下移动感即为阳性征。表明髋关节不稳或有脱位,常用于小儿髋关节先天性脱位的检查。

(6)蛙式试验:患儿仰卧,将双侧髋膝关节屈曲 90°位,再做双髋外展外旋动作,呈蛙式位。若一侧或双侧大腿不能平落于床面,即为阳性征,表明髋关节外展受限。用于小儿先天性髋脱位的检查。

5.常见的膝部骨关节检查

(1)浮髌试验:患肢伸直,医师一手虎口对着髌骨上方,手掌压在髌上囊,使液体流入关节腔,另一手示指以垂直方向按压髌骨,若感觉髌骨浮动,并有撞击股骨髁部的感觉,即为阳性征,表明关节内有积液。

(2)抽屉试验:又称推拉试验。患者仰卧,屈膝 90°,足平放于床上,医师坐于患肢足前方,双手握住小腿做前后推拉动作。向前活动度增大表明前交叉韧带损伤,向后活动度增大表明后交叉韧带损伤,可做两侧对比检查。

(3)挺髌试验:患侧下肢伸直,医师用拇、示指将髌骨向远端推压,嘱患者用力收缩股四头肌,若引起髌骨部疼痛为阳性征。常见于髌骨软骨软化症。

(4)回旋挤压试验:患者仰卧,患腿屈曲,医师一手按在膝上部,另一手握住踝部,使膝关节极度屈曲,然后做小腿外展、内旋,同时伸直膝关节,若有弹响和疼痛为阳性征,表明外侧半月板损伤。反之,做小腿内收、外旋同时伸直膝关节出现弹响和疼痛,表明内侧半月板损伤。

(5)研磨试验(Apley 征):患者仰卧,膝关节屈曲 90°,医师用小腿压在患者大腿下端后侧做固定,在双手握住足跟沿小腿纵轴方向施加压力的同时做小腿的外展外旋或内收内旋活动,若有疼痛或有弹响,即为阳性征,表明外侧或内侧的半月板损伤;提起小腿做外展外旋或内收内旋活动而引起疼痛,表示外侧副韧带或内侧副韧带损伤。

(6)侧卧屈伸试验:又称重力试验。患者侧卧,被检查肢体在上、医师托住患者的大腿,让其膝关节做伸屈活动,若出现弹响,表明内侧半月板损伤;若膝关节外侧疼痛表示外侧副韧带损伤。同样的方法,被检查的肢体在下做伸屈活动,出现弹响为外侧半月板损伤,出现膝关节内侧疼痛为内侧副韧带损伤。

(7)侧副韧带损伤试验:又称为膝关节分离试验、膝侧向运动试验。患者伸膝,并固定大腿,检查用一只手握踝部,另一手扶膝部,做侧位运动检查内侧或外侧副韧带,若有损伤,检查牵扯韧带时,可以引起疼痛或异常活动。

(8)髌骨研磨试验:挤压髌骨,或者上下左右滑动髌骨时有粗糙感和摩擦音,并伴有疼痛不适,或者一手尽量地将髌骨推向一侧,另一手直接按压髌骨,若髌骨后出现疼痛,均为阳性。用于检查髌骨软化症。

(9)膝过伸试验:患者仰卧,膝关节伸直平放。医师一手握伤肢踝部,另一手按压膝部,使膝关节过伸,髌下脂肪垫处有疼痛,即为阳性。检查髌下脂肪垫损伤。

(10)髌腱松弛压痛试验:患者仰卧,膝伸直。医师一手拇指放在内膝眼或外膝眼处,另一手掌根放在前一拇指指背上,放松股四头肌(髌腱松弛),逐渐用力向下压拇指,压处有明显疼痛感。再令患者收缩股四头肌,重复以上动作,且压力相等,若出现疼痛减轻者为阳性。检查髌下脂肪垫损伤。

第三节 肢体、肌力测量

测量肢体的角度、长度及周径的方法称为量诊。肢体测量是骨科临床检查法中的重要内容,其目的是了解人体各部位的尺寸或角度,以便对人体的结构规律、病理变化进行数量上的分析。肌力是指肌肉收缩时产生的最大力量。肌力测试是肌肉功能评定的重要方法,尤其是对肌肉骨骼系统病损,以及周围神经病损患者的功能评定十分重要。同时,肌力测试也可作为评定康复治疗疗效的重要指标之一。

一、肢体的测量

(一)长度测量

主要为尺测法(用皮尺,禁用钢尺)。测量时,应将肢体放在对称位置,定点要正确,以骨性标志为基点,肢体挛缩畸形者可分段测量。

1.上肢总长度

肩峰至桡骨茎突点(或中指指尖)的距离,或第 7 颈椎棘突至桡骨茎突点(或中指指尖)的距离。①上臂长度:肩峰至肱骨外上髁的距离。②前臂长度:尺骨鹰嘴至尺骨茎突之间的距离,或肱骨外上髁至桡骨茎突(或中指指尖)之间的距离。

2.下肢长度

髂前上棘至内踝尖的距离。当骨盆骨折或髋部病变时,测量相对长度,即脐到内踝尖的距离。①大腿长度:髂前上棘至膝关节内外侧间隙为大腿的间接长度,股骨大粗隆至膝关节外侧间隙的距离为大腿的直接长度。②小腿长度:膝关节内缘至内踝尖的距离。

(二)周径测量

两侧肢体取相应的同一水平测量,测量肢体肿胀最严重处,并与健肢相应部位的测量结果相比,以判断肿胀程度;测量肢体萎缩时取肌腹部位,大腿可在髌骨上缘 10～15 cm 处测量,小腿在最粗处测量。

(三)关节活动范围测量法

关节活动范围的测量通常采用不同式样的关节测角器,最简单的一种关节测角器是由两根直尺组成,即双臂式刻度尺(0°～180°)。测量时,刻度尺轴心须与关节活动轴心一致,两臂与关节两端肢体长轴平行。肢体活动时,轴心及两臂不得偏移。

二、肌力测量

肌力测量主要是通过在关节主动运动时施加阻力与所测肌肉对抗,测量相应肌肉的肌力,并应进行双侧对比。

肌力评级标准中肌力分为 6 级:0 级为完全瘫痪,5 级为正常。

0 级:肌肉完全麻痹,触诊肌肉完全无收缩力(完全瘫痪,不能做任何自由运动)。

1 级:肌肉有主动收缩力,但不能带动关节活动(可见肌肉轻微收缩)。

2 级:可以带动关节水平活动,但不能对抗地心引力(肢体能在床上平行移动)。

3 级:能对抗地心引力做主动关节活动,但不能对抗阻力肢体可以克服地心吸收力(肢体能抬离床面)。

4 级:能对抗较大的阻力,但比正常者弱(肢体能做对抗外界阻力的运动)。

5 级:正常肌力(肌力正常,运动自如)。

第四节 神经功能检查

神经功能检查作为骨科体格检查的重要部分,对骨科疾病的诊断及治疗有着重要意义,在神经源性疾病和肌源性病变的诊断,以及对神经病变的定位等方面也具有重要价值。神经功能检查主要从感觉检查、运动系统检查、反射检查,以及自主神经检查几个方面进行。

一、感觉检查

人体皮肤感觉由脊髓发出神经纤维支配,呈阶段性分布。检查时应该在安静温暖的条件下进行,并在检查前向被检查者说明检查目的及检查方法,取得配合。感觉检查主要包括浅感觉(触觉、痛觉及温度觉)、深感觉及复合感觉。

(一)浅感觉

浅感觉包括皮肤、黏膜的触觉、痛觉及温度觉。

1.触觉

用棉絮轻触皮肤或黏膜,自躯干到四肢上端逐次向下,询问有否感觉及敏感程度有无区别,对异常区域做出标记。

2.痛觉

用锐针针刺皮肤,询问有无痛感及疼痛程度,要求用力适当。检查时应自上而下,从一侧至另一侧,从无痛觉区域移向正常区域,不应遗留空白。检查完毕后记录检查结果。

3.温度觉

分别用盛有冷(5～10 ℃)、热(40～45 ℃)水的试管轻触皮肤,询问患者感觉并记录。检查时应注意两侧对称部位的比较。

(二)深感觉

关节觉:轻轻掰动患者的手指或足趾,做被动伸、屈动作,询问是否觉察及其移动方向;或让患者闭目,然后将其肢体放在某位置上,询问是否明确肢体所处位置。

(三)复合感觉

复合感觉包括皮肤定位觉、两点分辨觉、实体辨别觉及体表图形觉等,是大脑综合、分析、判断的结果,也称为皮质感觉。

二、运动系统检查

运动系统检查主要包括肌容量、肌张力、肌力及共济运动检查等。

(一)肌容积

观察肌肉有无萎缩及肥大,测量肢体周径,判断肌肉营养情况。

(二)肌张力

肌张力指静息状态下肌肉紧张度。检查方法:嘱被检查者肌肉放松,用手触摸肌肉硬度,并测定其被动运动时的阻力及关节运动幅度。还可叩击肌腱听声音,声音高者肌张力高,声音低者肌张力低。检查结果意义如下。

1.肌张力增加

触摸肌肉时有坚实感,被动检查时阻力增加。可表现为以下几点。

(1)痉挛性:在被动运动开始时阻力增大,终末时突感减弱,即折刀现象,见于锥体束损害者。

(2)强直性:指一组拮抗肌的张力增加,做被动运动时,伸肌和屈肌肌力同等增加,即铅管样强直,见于锥体外系损害者。如在强直性肌张力增加的基础上又伴有震颤,做被动运动时可出现齿轮顿挫样感觉,故称为齿轮样强直。

2.肌张力减弱

触诊肌肉松软,被动运动时肌张力降低,可表现为关节过伸,见于周围神经、脊髓灰质前角病变。

(三)肌力

肌力即肌肉主动收缩的力量。肌力评级标准及具体检查方法见本章第三节。

(四)共济运动检查

当脊髓后索、小脑等器官发生病变时可出现共济失调。常用检查方法包括指鼻试验、快速轮替试验、跟膝胫试验和 Romberg 征。

三、常用反射检查

反射检查比较客观,但仍须患者合作,肢体放松,保持对称和适当位置。叩诊锤叩击力量要均匀适当。检查时可用与患者谈话或嘱患者阅读,咳嗽或两手勾住用力牵拉等方法,使其精神放松,以利反射的引出。

(一)腱反射

刺激肌腱、骨膜引起的肌肉收缩反应,因反射弧通过深感觉感受器,又称深反射或本体反射。腱反射的活跃程度以"+"号表示,正常为(++),降低为(+),消失为(0),活跃为(+++),亢进或出现阵挛为(++++)。

1.肱二头肌肌腱反射($C_{5\sim6}$,肌皮神经)

前臂半屈,叩击置于肱二头肌肌腱上的拇指,引起前臂屈曲,同时感到肱二头肌肌腱收缩。

2.肱三头肌肌腱反射($C_{6\sim7}$,桡神经)

前臂半屈并旋前,托住肘部,叩击鹰嘴突上方肱三头肌肌腱,引起前臂伸展。

3.桡骨膜反射($C_{5\sim8}$,桡神经)

前臂半屈,叩击桡骨茎突,引起前臂屈曲、旋前和手指屈曲。

4.膝腱反射($L_{2\sim4}$,股神经)

坐位,两小腿自然悬垂或足着地;或仰卧,膝稍屈,以手托腘窝,叩击髌骨下缘股四头肌肌腱,引起小腿伸直。

5.跟腱反射($S_{1\sim2}$,胫神经)

仰卧,膝半屈,两腿分开,以手轻掰足使其稍背屈,叩击跟腱引起跖屈。

6.阵挛

当深反射高度亢进时,如突然牵拉引出该反射的肌腱不放松,使之持续紧张,则出现该牵拉部位的持续性、节律性收缩,称阵挛,主要见于上运动神经元性瘫痪。①踝阵挛:仰卧,托腘窝使膝髋稍屈,另手握足底突然背屈并不再松手,引起足踝节律性伸屈不止。②髌阵挛:仰卧,下肢伸直,以拇、示指置髌骨上缘,突然用力向下推并不再松手,引起髌骨节律性上下运动不止。

腱反射检查的临床意义。①减退、消失:提示反射弧受损或中断,亦见于神经肌肉接头或肌肉本身疾病,如重症肌无力,周期性瘫痪等。麻醉、昏迷、熟睡、脊髓休克期、颅内压增高,尤其后颅窝肿瘤,深反射也降低或消失。②亢进:多见于锥体束病变,昏迷或麻醉早期也可出现,系对脊髓反射弧的抑制解除所致;亦见于手足搐搦、破伤风等肌肉兴奋性增高时。癔症或其他神经症深反射也常亢进。③正常人深反射也可亢进,老年人跟腱反射可消失,故反射的不对称比增强或消失更有意义。

(二)浅反射

浅反射为刺激皮肤、黏膜引起的肌肉收缩反应。

1.腹壁反射(肋间神经,上:T_7、T_8。中:T_9、T_{10}。下:T_{11}、T_{12})

仰卧,以棉签或叩诊锤柄自外向内轻划上、中、下腹壁皮肤,引起同侧腹壁肌肉收缩。

2.提睾反射(生殖股神经,L_1、L_2)

以叩诊锤柄由上向下轻划股上部内侧皮肤,引起同侧睾丸上提。

浅反射检查的临床意义。①减退、消失:见于反射弧中断时。但腹壁和提睾反射减退或消失,亦可见于锥体束损害,因其除脊髓反射弧外,尚有皮质通路。此外,深睡、麻醉、昏迷、新生儿等,腹壁反射也常消失。②亢进:帕金森病综合征或其他锥体外系疾病时,偶见浅反射尤其腹壁反射中度亢进,系损伤中脑抑制浅反射的中枢所致。精神紧张和神经官能症时,腹壁反射也可有不同程度的亢进。

(三)病理反射

当上运动神经元受损后,被锥体束抑制的屈曲性防御反射变得易化或被释放,称为病理反射。严重时,各种刺激均可加以引出,甚至出现所谓的"自发性"病理反射。

1.巴宾斯基征

用叩诊锤柄端等物由后向前划足底外缘直到𧿹趾基部,阳性者𧿹趾背屈,余各趾呈扇形分开,膝、髋关节屈曲。刺激过重或足底感觉过敏时亦可出现肢体回缩的假阳性反应。此征也可用下列方法引出。①奥本海姆征:以拇、示指沿胫骨自上向下划。②查多克征:由后向前划足背外侧缘。③戈登征:用力挤压腓肠肌。

2.霍夫曼征

霍夫曼征为上肢的病理反射。检查时左手握患者手腕,右手示、中指夹住患者中指,将腕稍背屈,各指半屈放松,以拇指急速轻弹中指指甲,引起拇指及其余各指屈曲者为阳性。此征可见于 $10\% \sim 20\%$ 的正常人,故一侧阳性者始有意义。

(四)脑膜刺激征

脑膜刺激征为脑脊膜和神经根受刺激性损害时,因有关肌群反射性痉挛而产生的体征。

1.颈强直

颈前屈时有抵抗,头仍可后仰或旋转。

2.克尼格征

仰卧,屈膝、髋关节呈直角,再伸小腿,因屈肌痉挛使伸膝受限,$<130°$并有

疼痛及阻力者为阳性。

3.布鲁津斯基征

(1)颈征:仰卧,屈颈时引起双下肢屈曲者为阳性。

(2)下肢征:仰卧,伸直抬起一侧下肢时,对侧下肢屈曲为阳性。

脑膜刺激征主要见于脑膜炎、蛛网膜下腔出血、颅内压增高和脑膜转移瘤等。颈征亦可见于后颅凹、环枕部或高颈段肿瘤。

四、常用自主神经检查

(一)皮肤颜色和温度

观察肤色,触摸其温度,注意有无水肿,以了解血管功能。血管功能的刺激症状为血管收缩,皮肤发白、发凉;毁坏症状为血管扩张,皮肤发红、发热,之后因血流受阻而发绀、发凉,并可有水肿。

(二)皮肤划痕试验

用骨针在皮肤上稍稍用力划过,血管受刺激数秒后收缩,出现白色条纹,继以血管扩张变为稍宽之红色条纹,持续10余分钟,为正常反应。若红条纹宽达数厘米且持续时间较长至呈现白色隆起(皮肤划痕症),则表明有皮肤血管功能失调。交感神经损害时,其支配体表区内少汗或无汗;刺激性病变则多汗。

(三)毛发指甲营养状况

注意皮肤质地是否正常,有无粗糙、发亮、变薄、增厚、脱落溃疡或压疮等;毛发有无稀少,脱落;指甲有无起纹,枯脆、裂痕等。周围神经、脊髓侧角和脊髓横贯性病变损害自主神经通路时,均可产生皮肤、毛发、指甲的营养改变。

(四)膀胱和直肠功能

了解排尿有无费力、急迫和尿意,有无尿潴留和残留尿以及每次排尿的尿量。了解有无大便失禁或便秘。

第四章　上肢骨折

第一节　肩胛骨骨折

肩胛骨位于两侧胸廓后上方,周围有丰厚的肌肉覆盖,骨折较为少见。肩胛骨对上肢的稳定和功能起着重要的作用,骨折后如不能得到正确治疗,可能会对上肢功能造成严重影响。

一、骨折分类

(一)按部位分类

肩胛骨骨折按解剖部位可分为肩胛体骨折、肩胛冈骨折、肩胛颈骨折、肩胛盂骨折、喙突骨折和肩峰骨折等。肩胛体和肩胛冈骨折最为常见,其次为肩胛颈骨折,然后是肩胛盂骨折、肩峰骨折、喙突骨折,不少骨折属于上述各类的联合骨折。另外,还有肌肉和韧带附着点的撕脱骨折、疲劳或应力骨折。

1.肩胛盂关节内骨折

此类骨折可进一步分为 6 型。①Ⅰ型盂缘骨折通常合并肩关节脱位。②Ⅱ型骨折是经肩胛盂窝的横形或斜形骨折,可有肩胛盂下方的三角形游离骨块。③Ⅲ型骨折累及肩胛盂的上1/3,骨折线延伸至肩胛骨的中上部并累及喙突,经常合并肩锁关节脱位或骨折。④Ⅳ型骨折骨折线延伸至肩胛骨内侧。⑤Ⅴ型骨折是Ⅱ型和Ⅳ型的联合类型。⑥Ⅵ型骨折是肩胛盂的严重粉碎性骨折。

2.喙突骨折

根据骨折线与喙锁韧带的位置关系,可进一步分成两型:①Ⅰ型骨折位于韧带附着点后方,有不稳定倾向;②Ⅱ型骨折位于韧带前方,稳定。

(二)按关节内外分类

根据骨折是否累及肩盂关节面,肩胛骨骨折可分为关节内骨折和关节外骨折。关节外骨折根据稳定性,又可进一步分为稳定的关节外骨折和不稳定的关节外骨折两种。

1.关节内骨折

此类骨折为涉及肩胛盂关节面的骨折,常合并肱骨头脱位或半脱位。肩胛盂骨折中只有10%有明显的骨折移位。

2.稳定的关节外骨折

此类骨折包括肩胛体骨折、肩胛冈骨折和一些肩胛骨骨突部位的骨折。单独的肩胛颈骨折,一般较稳定,也属稳定的关节外骨折。

3.不稳定的关节外骨折

此类骨折主要指合并锁骨中段移位骨折的肩胛颈骨折,即"漂浮肩"损伤(图4-1),该损伤常由严重暴力引起,此种骨折造成整个肩胛带不稳定。由于上臂的重力作用,它有向尾侧旋转的趋势。常合并同侧肋骨骨折,也可损伤神经血管束,包括臂丛神经。

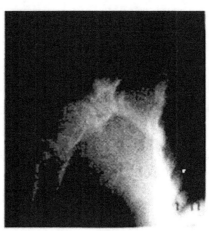

图4-1 "漂浮肩"损伤

二、临床表现及诊断

肩胛骨骨折根据外伤史、症状、体征及X线检查,可明确诊断。

(一)病史

1.体部骨折

常为直接暴力引起,受伤局部常有明显肿胀,皮肤常有擦伤或挫伤,压痛也很明显,由于血肿的刺激可引起肩袖肌肉的痉挛,使肩部运动障碍,表现为假性肩袖损伤的体征。但当血肿吸收后,肌肉痉挛消除,肩部主动外展功能即恢复。喙突骨折或肩胛体骨折时,当深吸气时,由于胸小肌和前锯肌带动骨折部位活动可使疼痛加剧。

2. 肩胛盂和肩胛颈骨折

多由间接暴力引起,即跌倒时肩部外侧着地,或手掌撑地,暴力经肱骨传导冲击肩胛盂或颈造成骨折。多无明显畸形,易于漏诊。但肩部及腋窝部肿胀、压痛,活动肩关节时疼痛加重,骨折严重移位者可有肩部塌陷,肩峰相对隆起呈方肩畸形,犹如肩关节脱位的外形,但伤肢无外展、内收、弹性固定情况。

3. 肩峰骨折

肩峰突出于肩部,多为自上而下的直接暴力打击,或由肱骨突然强烈的杠杆作用引起,多为横断面或短斜面骨折。肩峰远端骨折,骨折块较小,移位不大;肩峰基底部骨折,远侧骨折块受上肢重量的作用及三角肌的牵拉,向前下方移位,影响肩关节的外展活动。

(二)X 线检查

多发损伤患者或怀疑有肩胛骨骨折时,应常规拍摄肩胛骨 X 线片,常用的有肩胛骨正位、侧位、腋窝位和穿胸位 X 线片。注意肩胛骨在普通胸部正位片上显示不清,因为肩胛骨与胸廓冠状面相互重叠。此外,还可根据需要加拍一些特殊体位平片,如向头侧倾斜 45°的前后位平片可显示喙突骨折。CT 检查能帮助辨认和确定关节内骨折的程度和移位,以及肱骨头的移位程度。因为胸部合并损伤的发生率高,胸片应作为基本检查方法的一部分。

(三)合并损伤

诊断骨折的同时,应注意检查肋骨、脊柱以及胸部脏器的损伤。肩胛骨周围有肌肉和胸壁保护,所以只有高能量创伤才会引起骨折。由于肩胛骨骨折多由高能量直接外力引起,因此合并损伤发生率高达 35%～98%。合并损伤常很严重,甚至危及生命。然而,在初诊时却常常漏诊。最常见的合并损伤是同侧肋骨骨折并发血气胸,其次是锁骨骨折、颅脑闭合性损伤、头面部损伤、臂丛损伤。肩胛骨合并第 1 肋骨骨折时,因可伤及肺和神经血管,故特别严重。

三、治疗

绝大多数肩胛骨骨折可采用非手术方法治疗,只有少数患者需行手术治疗。由于肩胛骨周围肌肉覆盖多,血液循环丰富,骨折愈合快,骨折不愈合很少见。

(一)肩胛体和肩胛冈骨折

肩胛体和肩胛冈骨折一般采用非手术治疗,可用三角巾或吊带悬吊制动患肢,早期局部辅以冷敷,以减轻出血及肿胀。伤后1周内,争取早日开始肩关节钟摆样功能锻炼,以防止关节粘连。随着骨折愈合,疼痛减轻,应逐步锻炼关节的活动范围和肌肉力量。

(二)肩峰骨折

如肩峰骨折移位不大,或位于肩锁关节以外,用三角巾或吊带悬吊患肢,避免做三角肌的抗阻力功能训练。如骨折块移位明显,或移位到肩峰下间隙,影响肩关节运动功能,则应早期手术切开复位内固定。手术取常规肩部切口,内固定可采用克氏针张力带钢丝,骨块较大时也可选用拉力螺钉内固定。如合并深层肩袖损伤,应同时行相应治疗。

(三)喙突骨折

对不稳定的Ⅰ型骨折应行手术治疗。对单纯喙突骨折可以保守治疗,因为喙突是否解剖复位对骨折愈合及局部功能没有影响。但如合并有肩锁分离、严重的骨折移位、臂丛受压、肩胛上神经麻痹等情况,则需考虑手术复位,行松质骨螺钉固定治疗。

(四)肩胛颈骨折

对无移位或轻度移位的肩胛颈骨折,可采用非手术方法治疗。用三角巾制动患肢2～3周,4周后开始肩关节功能锻炼。

肩胛颈骨折在冠状面和横截面成角超过40°或移位超过1 cm时,需要手术治疗。根据骨折片的大小和骨折的类型,内固定物是在单纯的拉力螺钉和支撑接骨板之间选择。使用后入路,单个螺钉可从后方拧入盂下结节。骨折片很大时,应在后方使用1/3管状接骨板支撑固定,使带有关节面的骨片紧贴于肩胛骨近端的外缘。接骨板与直径为3.5 mm的皮质骨拉力螺钉的结合使用,增加了固定的稳定程度。合并同侧锁骨骨折的肩胛颈骨折,即"漂浮肩"损伤,由于肩胛骨很不稳定,移位明显,应采用手术治疗。通常先复位固定锁骨,锁骨骨折复位固定后,肩胛颈骨折常常也可得到大致的复位,如肩胛骨稳定就不需切开内固定肩胛颈骨折;如锁骨复位固定后肩胛颈骨折仍不能有效复位,或仍不稳定,就需进一步手术治疗肩胛颈骨折。

(五)肩胛盂骨折

肩胛盂骨折只占肩胛骨骨折的10%,而其中有明显骨折移位者占肩盂骨折的 10％。对大多数轻度移位的骨折可用三角巾或吊带保护,早期开始肩关节活动范围的练习。一般制动 6 周,去除吊带后,继续进行关节活动范围及逐步开始肌肉力量的锻炼。

1.Ⅰ型盂缘骨折

如骨折块面积占肩盂面积的 25％(前方)或 33％(后方),或移位＞10 mm 将会影响肱骨头的稳定并引起半脱位现象,应考虑手术切开解剖复位和内固定。目的在于重建骨性稳定,以防止慢性肩关节不稳。以松质骨螺钉或以皮质骨螺钉采用骨块间加压固定(图 4-2)。如肩盂骨块粉碎,则应切除骨碎片,取髂骨植骨固定于缺损处。小片的撕脱骨折,一般是肱骨头脱位时由关节囊、唇撕脱所致。前脱位时发生在盂前缘,后脱位时见于盂后缘。肱骨头复位后,采用三角巾或吊带保护3~4 周。

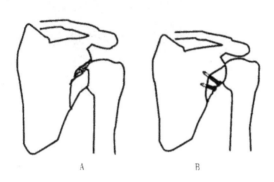

图 4-2 盂缘骨折松质骨螺钉内固定

A.盂缘骨折;B.松质骨螺钉内固定

2.Ⅱ型骨折

如果出现台阶移位 5 mm 时,或骨块向下移位伴有肱骨头向下半脱位,应行手术复位固定。可采用后方入路,复位盂下缘骨折块,以拉力螺钉向肩胛颈上方固定。也可采用易调整外形的重建钢板,置于颈的后方或肩胛体的外缘固定。

3.Ⅲ~Ⅴ型骨折的手术指征

骨折块较大合并肱骨头半脱位,采用肩后方入路,复位盂下缘骨折块,以拉力螺钉向肩胛颈上方固定。也可采用易调整外形的重建钢板,置于肩胛颈的后方或肩胛体的外缘固定(图 4-3);关节面台阶≥5 mm,上方骨块向侧方移位或合并喙突、喙锁韧带、锁骨、肩锁关节、肩峰等所谓肩上部悬吊复合体损伤时,可采用后上方入路复位骨折块,采用拉力螺钉,将上方骨折块固定于肩胛颈下方主骨上。手术目的是防止肩关节的创伤性骨关节炎、慢性肩关节不稳定和骨不愈合。

4.Ⅵ型骨折

此型较少见,也缺乏大宗病例或对照研究结果指导治疗。由于盂窝严重粉碎,不论骨块移位与否或有无肱骨头半脱位的表现,一般都不行切开复位。可采用三角巾悬吊制动,或用外展支架制动,也可采用尺骨鹰嘴牵引,早期活动锻炼肩关节。如果肩上方悬吊复合体有严重损伤,可行手术复位、固定,如此可间接改善盂窝关节面的解剖关系。

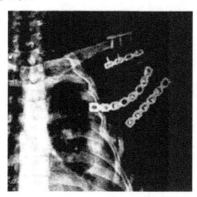

图 4-3　肩胛骨骨折合并肩锁关节脱位,切开部位重建钢板、锁骨钩钢板内固定术后

5.肩胛盂骨折关节镜手术

修复骨性 Bankart 骨折,先经标准的后方入路施行诊断性关节镜。通常情况下,关节视野最初会被骨折血肿所阻挡。使用关节镜刨刀清除骨折血肿,最终可观察到骨折块。尽可能低地定位前方入路,使得经该入路到达下方肩胛盂具有最大可能性。然后建立前上外侧入路,该入路不仅是重要的观察入路,也是重要的操作入路。重要的是在所有 3 个关节内入路中都使用关节镜套管,可在各个入路之间便捷地转换关节镜和器械,以获得理想的视野和操作通道。然后确认所有的伴随病变。在发现 Bankart 骨折之后,便必须将其游离。精前方入路或前上外侧入口放入 15°关节镜下剥离器,将骨折块完全抬起并游离。在骨折块完全游离后,应去除所有的软组织使之新鲜化,以求取得最大的骨性愈合。在取得充分游离后,用抓钳进行暂时性复位。然后用螺丝固定骨折块,随后评估固定的牢固性和复位情况。

(六)上肩部悬吊复合体损伤

上肩部悬吊复合体是在锁骨中段和肩胛体的外侧缘间组成的一个骨和软组织环,由肩盂、喙突、喙锁韧带、锁骨远端、肩锁关节和肩峰组成。上肩部悬吊复合体的单处损伤,不会影响其完整性,骨折移位较小,只需保守治疗;两处损伤则会影响其完整性,可能会引起一处或两处明显移位,对骨折愈合不利,影响其功能。对这种骨折,只要有一处或两处存在不能接受的移位,就应行切开复位内固定。即使只固定一处,也有利于其他部位骨折的间接复位和稳定。

第二节 锁 骨 骨 折

锁骨骨折是临床常见的骨折之一,占全身骨折的 6% 左右,各种年龄均可发生,但青壮年及儿童多见。发病部位以中 1/3 处最多见。

一、病因、病机

(一)间接暴力

间接暴力是引起锁骨骨折最常见的暴力,如跌倒时,手掌、肘部或肩部触地,传导暴力冲击锁骨发生骨折,多为横断形或斜形骨折。骨折内侧因胸锁乳突肌的牵拉作用向后上移位,外侧因上肢的重力作用和胸大肌的牵拉作用向前下方移位图(图 4-4)。

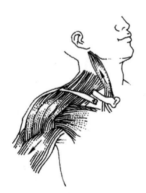

图 4-4　锁骨骨折移位

(二)直接暴力

暴力从前方或上方作用于锁骨,可发生锁骨的横断或粉碎性骨折,幼儿多为横断或青枝骨折。骨折移位严重时可伤及锁骨下方的臂丛神经,锁骨下动、静脉。

二、临床表现

锁骨全长均位于皮下,骨折后局部有肿胀和压痛,触诊可摸到移位的骨折端,可闻及骨擦音和触到异常活动,患肩下沉,并向前、内倾斜。患者常用健侧手掌托起患肢肘部,以减轻因上肢的重量牵引所引起的疼痛;同时头部向患侧偏斜,使胸锁乳突肌松弛而减轻疼痛。患肢活动功能障碍。幼儿因不能自述疼痛部位,畸形可不甚明显。但若不愿活动上肢,且于穿衣伸手入袖或上提患肢有啼哭等症状时,应仔细检查是否有锁骨骨折。锁骨骨折刺破皮肤或损伤臂丛神经及锁骨下血管者也较为常见,且多为青枝骨折。

三、诊断与鉴别诊断

锁骨骨折的患者通过外伤史,临床的症状、体征及 X 线检查诊断并不困难。锁骨外侧 1/3 骨折需与肩锁关节脱位相鉴别。骨折患者一般疼痛、肿胀更加明显,有骨折的特有症状、骨擦音和异常活动等。X 线片可以明确诊断。

四、治疗

(一)儿童青枝骨折及成人无明显移位的骨折

可用三角巾或颈腕吊带悬吊 2～3 周即可痊愈。

(二)锁骨有移位骨折复位法

骨折端局部血肿内麻醉。患者坐在橘子上,两手叉腰挺胸。首先进行牵引。

(1)一助手立于患者背后,用两手反握两肩前下腋侧,两侧向外后上扳提,同时用一个膝部顶住患者背部胸椎棘突,使骨折远侧端在挺胸的作用及助手两手向后上扳提的作用下,使两骨折端被牵引拉开,两骨折端的轴线在一个直线上,多数可自行复位(图 4-5)。

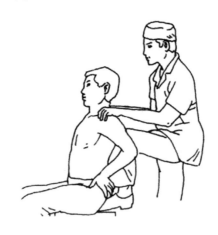

图 4-5　锁骨骨折牵引复位

（2）上述的牵引方法，向后上扳提的作用力较大，而向外的牵引力则较弱，常因远侧骨折端向外的牵引力不够，影响手法复位。因此，另一助手一手推顶伤侧胸壁，另一手向外牵拉伤肢上臂，协助第一助手缓缓将远侧骨折牵开，再行手法复位。

（3）手法复位，在助手牵引的情况下，术者立于患者面前，用两拇指及示指摸清并捏住两骨折端向前牵拉，即可使骨折复位。或用两拇指摸清两骨折端，并以一拇指及示指捏住近侧骨折端向前下侧牵拉，同时另一手拇指及示指捏住远侧骨折端向后上方推顶，也可使骨折端复位（图4-6）。

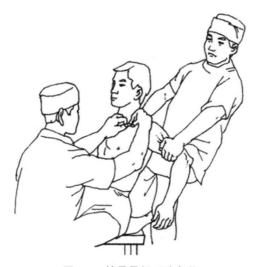

图 4-6　锁骨骨折手法复位

手法复位后，将向外的牵引力稍放松一些，使对位的两骨折端互相嵌紧，然后进行外固定。

（三）外固定方法

1.“8”字形绷带固定

将棉垫或纸压垫放置于两骨折端的两侧，并用胶布固定；两侧腋窝放置棉垫，用绷带行“8”字形缠绕固定，绷带经患侧肩部腋下，绕过肩前上方，横过背部至对侧腋下，再绕过对侧肩前上方，经背部至患侧腋下，包绕8～12层，缠绕绷带时应使绷带的两侧腋部松紧合适，以免引起血管或神经受压（图4-7）。

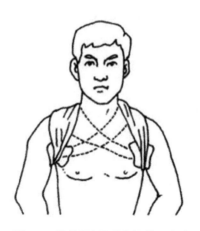

图 4-7　锁骨骨折"8"字绷带固定法

2.双圈固定

用绷带缠绕棉花制作好大小合适的绷带圈两只,于手法复位前套于两侧腋部,待骨折复位后,用棉垫或纸垫将两骨折端上下方垫压合适,并用胶布固定。从患者背侧拉紧此两布圈,在其上下各用一布带扎牢,维持两肩向外、向上后伸;另用一布带将两绷带圈于胸前侧扎牢,以免双圈滑脱(图 4-8)。

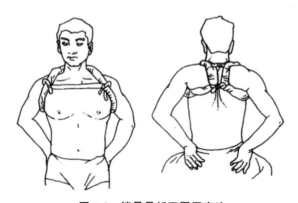

图 4-8　锁骨骨折双圈固定法

用以上两种固定方法固定后,如出现手及前臂麻木感或桡动脉搏动摸不清,表示固定过紧,有压迫血管或神经的情况,应立即给予固定适当放松,直至症状完全解除为止。

(四)手术治疗

手法治疗难获满意疗效者或多发性骨折等情况,可行手术治疗。

第三节 肱骨远端骨折

肱骨远端骨折是指肱骨髁上以远的部位的骨折。肱骨远端骨折包括肱骨髁上骨折、肱骨髁间骨折、肱骨内外髁骨折及肱骨小头骨折等，下面分别叙述。

一、肱骨髁上骨折

此类骨折为 AO 分类的 A 型骨折，最常见于 5～8 岁的儿童，占全部肘部骨折的 50%～60%。属关节外骨折，及时治疗后功能恢复较好。

(一)骨折类型

根据暴力来源及方向可分为伸直、屈曲和粉碎型 3 类。

1.伸直型

该型最多见，占 90% 以上。跌倒时肘关节在半屈曲或伸直位，手心触地，暴力经前臂传达至肱骨下端，将肱骨髁推向后方。由于重力将肱骨干推向前方，造成肱骨髁上骨折。骨折线由前下斜向后上方。骨折近段常刺破肱前肌，损伤正中神经和肱动脉。骨折时，肱骨下端除接受前后暴力外，还可伴有侧方暴力，按移位情况又分尺偏型和桡偏型。

(1)尺偏型：骨折暴力来自肱骨髁前外方，骨折时肱骨髁被推向后内方。内侧骨皮质受挤压，产生一定塌陷。前外侧骨膜破裂，内侧骨膜完整，骨折远端向尺侧移位。因此，复位后远端容易向尺侧再移位。即使达到解剖复位，而因内侧皮质挤压缺损而会向内偏斜，尺偏型骨折后肘内翻发生率最高。

(2)桡偏型：与尺偏型相反。骨折断端桡侧骨皮质因压挤而塌陷，外侧骨膜保持连续。尺侧骨膜断裂，骨折远端向桡侧移位。此型骨折不完全复位也不会产生严重肘外翻，但解剖复位或矫正过度时，亦可形成肘内翻畸形。

2.屈曲型

该型较少见。肘关节在屈曲位跌倒，暴力由后下方向前上方撞击尺骨鹰嘴，髁上骨折后远端向前移位，骨折线常为后下斜向前上方，与伸直型相反。很少发生血管、神经损伤。

3.粉碎型

该型多见于成年人。本型骨折多属肱骨髁间骨折，按骨折线形状可分"T"形和"Y"形或粉碎性骨折。

(二)临床表现与诊断

伤后肘部肿胀,偶有开放伤口。伤后马上就医者,肿胀轻,可触及骨性标志;多数病例肿胀严重,已不能触及骨性标志。远折端向后移位,可与肘后脱位相混淆,但肘后三角关系正常,据此可鉴别。伤后或复位后应注意是否有肱动脉急性损伤和前臂掌侧骨筋膜室综合征,是否出现"5P"征,即:①疼痛(pain);②桡动脉搏动消失(pulselessness);③苍白(pallor);④麻痹(paralysis);⑤肌肉无力或瘫痪(paralysis)。正中神经、尺神经、桡神经都有可能被累及,但以正中神经和桡神经损伤多见。X线检查可明确骨折的类型和移位程度。

(三)治疗

主要取决于合并同侧肢体骨与软组织损伤的情况,特别是神经血管是否有损伤。所有骨折均可考虑首先试行闭合复位,但若血循环受到影响,则应行急诊手术。

1.非手术治疗

无移位或轻度移位可用石膏后托制动1~2周,然后开始轻柔的功能活动。6周后骨折基本愈合,再彻底去除石膏固定。闭合复位尺骨鹰嘴牵引:在某些病例,行鹰嘴骨牵引也是一种可选方法。Smith 提出的行鹰嘴骨牵引的指征为以下几点。

(1)用其他闭合方法不能获得骨折复位。

(2)闭合复位有可能获得成功,但单纯依靠屈肘不能维持复位。

(3)肿胀明显,血循环受影响,或可能出现 Volkmans 缺血挛缩。

(4)有污染严重的开放损伤,不能进行外固定。侧方牵引和过头牵引都可采用。应用过头牵引容易消肿和方便敷料更换,在重力的帮助下还可以早期进行肘关节屈曲活动。

2.手术治疗

(1)闭合复位、经皮穿针固定:臂丛神经阻滞麻醉无菌操作下行整复,待复位满意后,维持复位,一助手取1枚2.0 mm克氏针自肱骨外上髁最高点穿入皮肤,触及骨质后在冠状面上与肱骨纵轴成45°角,在矢状面上与肱骨纵轴成15°角进针,直至穿透肱骨近折端的对侧骨皮质。再取1枚2.0 mm克氏针在上进针点前0.5 cm处穿入皮肤,向近折端尺侧穿针至透过对侧骨皮质。C形臂X线机透视复位、固定满意后,将针尾屈曲90°剪断,残端留于皮外。无菌纱布包扎针尾,石膏托固定于屈肘90°前臂旋前位(图4-9)。

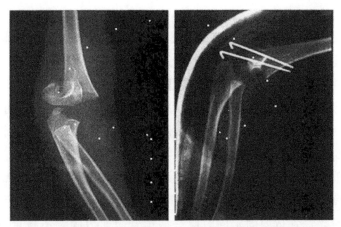

图 4-9 肱骨髁上骨折闭合复位经皮穿针内固定,石膏托外固定

术后常规服用抗生素 3 天以预防感染。当天麻醉恢复后即可行腕关节的屈伸及握拳活动,4 周后拔除克氏针,解除外固定,加强肩、肘关节的功能锻炼。此外,对于较严重的粉碎性骨折,可行外固定架固定(图 4-10)。

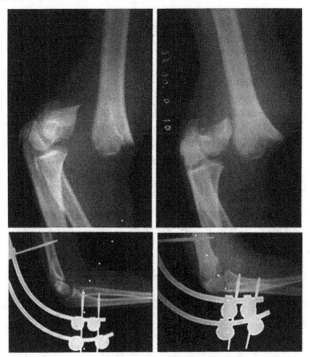

图 4-10 儿童肱骨髁上骨折外固定架固定

(2)切开复位内固定:成人常需采用此种方法。手术指征包括:①骨折不稳定,闭合复位后不能维持满意的复位;②骨折合并血管损伤;③合并同侧肱骨干

或前臂骨折。

另外,对老年患者应尽量选择切开复位内固定,以利于早期功能锻炼。若合并血管损伤需进行修补,更应同时稳定骨折端,可通过前方的 Henry 入路来完成。若未合并血管损伤,则可以采取内、外侧联合切口或后正中切口。多数认为后正中切口显露清楚,能够直视下复位骨折,也方便进行内固定。可使用 AO 半管状钢板、重建钢板或特制的"Y"形钢板,尽可能用拉力螺钉增加骨折端稳定。Heffet 和 Hotchkiss 已证实两块钢板成 90°角分别固定内、外侧柱,其抗疲劳性能优于后方单用一块"Y"形钢板或双髁螺丝钉固定。Home 认为,如果因骨折粉碎不能获得良好的稳定,可采取非手术疗法,但此观点并不适用于所有移位的粉碎性骨折。粉碎性骨折内固定同时应一期植骨。如内固定不稳定,则需延长石膏制动时间以维持复位,将导致疗效欠佳,故应尽可能获得稳定固定,手术后不用外固定,以便进行早期功能锻炼。开放骨折应及时行清创术,污染严重者可考虑延期闭合伤口,彻底清创后可用内固定或外固定稳定骨折端。

(四)并发症

肱骨髁上骨折的并发症较多,有以下几种。

1.Volkmanns 缺血挛缩

为髁上骨折最最严重的并发症,发病常与处理不当有关,出血和组织肿胀可使筋膜间室压力升高,外固定包扎过紧和屈肘角度太大使间室容积减小或无法扩张是诱发本病的重要因素。

早期:伤肢突然剧痛,部位在前臂掌侧,进行性灼痛,当手主动或被动活动时疼痛加剧,手指常处于半屈曲状态,屈指无力。同时,感觉麻木、异样感,继之出现感觉减退或消失,肢端肿胀、苍白、发凉、发绀。受累前臂掌侧皮肤红肿,张力大且有严重压痛。桡动脉搏动减弱或消失,全身可有体温升高,脉快。晚期:肢体出现典型的 Volkmanns 缺血挛缩畸形,呈爪形手,即前臂肌肉萎缩、旋前,腕及手指屈曲、拇内收、掌指关节过伸。这种畸形被动活动不能纠正,桡动脉搏动消失。

一旦诊断明确,应紧急处理。①早期:应争取时间改善患肢血运,尽早去除外固定物或敷料,适当伸直屈曲的关节,毫不顾惜骨折对位。如仍不能改善血运时,则应即刻行减压及探查手术(应力争在本症发生6~8小时内施行)。术中敞开伤口不缝合,等肢体消肿后,再做伤口二期或延期缝合。全身应用抗生素预防感染,注意坏死物质吸收可引起的酸中毒、高血钾、中毒性休克和急性肾衰竭,给予相应的治疗。严禁抬高患肢和热敷。②晚期:以手术治疗为主,应根据损害时间、范围和程度而定。6个月以前挛缩畸形尚未稳定,此时可做功能锻炼和功能支架固定。待畸形稳定后(至少半年至1年后),可行矫形及功能重建手术。③酌情选择:尺桡骨短缩、腕关节固定、腕骨切除、瘢痕切除及肌腱延长和肌腱转位等。还有神经松解,如正中神经和尺神经同时无功能存在,可用尺神经修复正中神经。

2.神经损伤

肱骨髁上骨折并发神经损伤比较多见,发生率为5%～19%。大多数损伤为神经传导功能障碍或轴索中断,数天或数月内可自然恢复,神经断裂很少见,偶发生于桡神经。正中神经损伤引起运动障碍常局限于掌侧骨间神经支配的肌肉,主要表现为拇指与示指末节屈曲无力,其他分支支配肌肉不受影响。

神经损伤的早期处理主要为支持疗法,被动活动关节保持功能位置。伤后2～3个月后临床与肌电检查皆无恢复迹象时,应考虑手术松解。

3.肘内翻

肘内翻为髁上骨折最常见的合并症,尺偏型骨折发生率高达50%。由于内侧皮质压缩和未断骨膜的牵拉,闭合整复很难恢复正常对线;其次,悬吊式石膏外固定或牵引治疗均不能防止远骨折段内倾和旋转移位;再有是骨折愈合过程成骨能力不平衡,内侧骨痂多,连接早,外侧情况相反,内、外侧愈合速度悬殊使远段内倾进一步加大。

预防措施主要有以下几方面。

(1)闭合复位后肢体应固定于有利骨折稳定位置,伸展尺偏型骨折应固定在前臂充分旋前和锐角屈肘位。

(2)通过手法过度复位骨折使内侧骨膜断裂,消除不利复位因素。

(3)骨折复位7～10天换伸肘位石膏管型,最大限度伸肘,同时手法矫正远段内倾。

(4)不稳定骨折或肢肿严重不容许锐角屈肘固定者,骨折复位后应经皮穿针固定,否则牵引治疗。

(5)切开复位务必恢复骨折正常对线,提携角宁可过矫,莫取不足。内固定要稳固可靠。

轻度肘内翻无须处理,肘内翻＞15°畸形明显者可行髁上截骨矫形。通常闭合式楔形截骨方法,从外侧切除一楔形骨块。术前先摄患肘伸直位正位X线片,测量出肘内翻的角度,然后算出应予矫正的角度。先画出肱骨轴线AB,另沿尺桡骨之间画一轴线 CD,于其相交点 E,再画一直线 EF,使∠FEB＝10°(提携角),则∠DEF 即为需切骨矫正的内翻角。然后于肱骨鹰嘴窝上1.5～2 cm处画一与肱骨干垂直的横线 HO,并于 O 点向肱骨桡侧画一斜线 GO,使∠HOG 等于∠DEF,楔形 GHO 即为设计矫正肘内翻应切除的骨块,其底边在桡侧。

手术取外侧入路,在上臂下 1/3 外侧,沿肱骨外髁嵴做一长约 6 cm 的纵形切口。判明肱三头肌与肱桡肌的间隙,分开并向前拉开肱桡肌与桡神经,将肱三头肌向后拉,沿外上髁纵向切开骨膜,在骨膜下剥离肱骨下 1/3 至鹰嘴窝上缘为止,以显露肱骨的前、后、外侧骨面,无须剥离其内侧的骨膜,也不可损伤关节囊。按设计在鹰嘴窝上 1.5～2.0 cm 处,和肱骨干垂直的横切面(HO)上,先用手摇钻钻一排 3～4 个穿透前后骨皮质的小孔,再在与测量切骨相同角度的另一斜面(GO)上,钻一排小孔,用锐利骨刀由外向内切骨,至对侧骨皮质时不要完全凿断,以免切骨端不稳定而易发生移位,取下所切掉的楔形骨块。切骨后将前臂伸直,手掌朝上,固定切骨近段,将前臂逐渐外展,使切骨面对合,矫正达到要求后,即可用两根克氏针,分别自肱骨内外上髁钻入,通过切骨断面,达到并恰好穿透对侧骨皮质为止,折弯尾端于骨外;亦可用 U 形钉内固定。彻底止血,需要时,可摄 X 线片复查,了解畸形矫正是否满意,否则重新复位与内固定。克氏针尾端埋在皮肤下,分层缝合切口。术毕,用前后长臂石膏托外固定肘关节于功能位。

二、肱骨髁间骨折

肱骨髁间骨折至今仍是比较常见的复杂骨折,多见于青壮年严重的肘部损伤,常为粉碎性。严重的肱骨髁间骨折常伴有移位、滑车关节面损伤,内髁和外髁常分离为独立的骨块,呈"T"形或"Y"形,与肱骨干之间失去联系,并且有旋转移位,为 AO 分类的 C 型,治疗较困难,且对肘关节的功能影响较大,采用非手术治疗往往不能取得满意的骨折复位。

(一)骨折类型

肱骨髁间骨折的分型较多,现就临床上应用广泛且对骨折治疗的指导意义较大的 Mehne 分型叙述如图 4-11 所示。

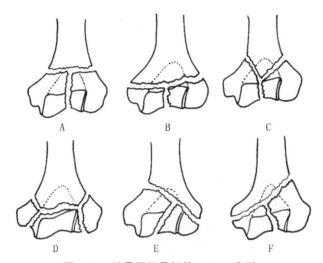

图 4-11 肱骨髁间骨折的 Mehne 分型

A.高"T"形；B.低"T"形；C."Y"形；D.H 形；E.内 λ 形；F.外 λ 形

(二)临床表现与诊断

局部肿胀，疼痛。因髁间移位、分离致肱骨髁变宽，尺骨向近端移位使前臂变短。可出现骨擦音，肘后三角关系改变。明显移位者，肘部在所有方向均呈现不稳定。摄肘关节正侧位 X 线片可明确骨折的类型和移位程度，需注意的是，骨折真实情况常比 X 线片的表现还要严重和粉碎。判断骨折粉碎程度还可行多方向拍片或重建 CT 检查。

(三)治疗

肱骨髁间骨折是一种关节内骨折，由于骨折块粉碎，不但整复困难，而且固定不稳，严重影响关节功能的恢复，故而对髁间骨折要求复位正确，固定稳妥，并早期进行功能锻炼，以争取获得满意的效果。治疗时必须根据骨折类型、移位程度、患者年龄、职业等情况来选择恰当的方法。

1.非手术治疗

对于内、外髁较为完整及轻度分离无明显旋转者，可于透视下手法复位长臂石膏前后托固定，2 周后再换一次石膏，肘部的屈曲程度不能单纯依靠是屈曲型还是伸直型来定，而要在透视下观察在何种位置最稳定。制动时间为 4～5 周，去除石膏后再逐渐练习肘关节的屈伸活动。无移位的骨折仅维持骨折不再移位即可，可用石膏托制动 4 周。

尺骨鹰嘴牵引：对于伤后未能及时就诊或经闭合复位失败者，因局部肿胀严重,不宜再次手法复位及应用外固定,许多学者主张采用此方法,它能够使骨折块达到比较理想的对线。在过头位,能迅速使肿胀消退,一旦患者能够耐受疼痛就开始活动。但单纯采用纵向牵引并不能解决骨折块的轴向旋转。可待局部肿胀消退,肱骨髁和骨折近端的重叠牵开后,做两髁的手法闭合复位。

2.手术治疗

大多数骨折均需手术切开复位内固定。过去多采用肘后正中纵形切口,将肱三头肌做 A 形切断并向远端翻转,以显露骨折。但该手术入路的缺点是术后外固定至少需 3 周,使患肘不能早期屈伸锻炼,关节僵直发生率高。目前多数学者认为采用鹰嘴旁肘后轻度弧形正中切口,尖端向下的"V"形尺骨鹰嘴截骨是显露骨折并行牢固内固定的最佳方式。因其保持肱三头肌的完整性,减少损伤和术后粘连,同时髁间显露充分,复位精确,固定稳妥,常不需用外固定,术后可早期功能锻炼。术中可将尺神经分离显露,并由内上髁区域移开。原则是首先复位和固定髁间骨折,然后再处理髁上骨折。但如果存在大块骨折块与肱骨干对合关系明显,则无论其涉及关节面的大小,都应先将其与肱骨干复位和固定。髁间部位骨折处理重点是维持髁间关节面的平整,肱骨滑车的大小、宽度,特别对于 C3 型骨折,可以考虑去除那些影响复位、影响固定的小的关节内骨折块,有骨缺损时一定要做植骨固定,争取骨折一期愈合和骨折固定早期的稳定性。通常,在复位满意后先临时用克氏针固定,然后再选用合适的永久性的内固定物。

肱骨髁间骨折手术时必须采用坚强的内固定,才能早期进行关节功能锻炼,避免肘关节僵硬。对 C2、C3 型骨折采用双钢板固定于肱骨髁外侧及内侧,内侧也可采用 1/3 管形钢板。合并肱骨髁上骨折常需加用重建钢板,一般需使用两块接骨板才可达到牢固的固定效果,接骨板相互垂直放置可增加固定的强度。日常功能锻炼可使无辅助保护的螺钉固定发生松动。要达到牢固的固定,外侧接骨板的位置应下至关节间隙水平。内侧接骨板应置于较窄的肱骨髁上嵴部位,此处可能需要轻度向前的弧线。3.5 mm 的重建接骨板是较好的选择。髁部手术后,对截下的尺骨鹰嘴复位后使用的固定为 1~2 枚直径为 6.5 mm、长度不短于 6.5 cm 的松质骨螺钉髓内固定＋张力带钢丝,或 2 枚平行克氏针髓内固定＋张力带钢丝(图 4-12,图 4-13)。需要特别指出的一点是在做尺骨鹰嘴截骨时应尽量避免使用电锯,因其可造成骨量的丢失,从而导致尺骨鹰嘴的短缩或复位不良,而影响手术效果。

内固定结束后,如果尺神经距内固定物很近,则将尺神经前置,放置引流条,术后 24~48 小时内拔除。早期有效的肘关节功能锻炼,对于肘关节功能的恢复至关重要,肘关节制动时间一旦过长,必将导致关节纤维化和僵硬。骨折坚强固定的病例,患肢不做石膏固定,术后 3 天内开始活动肘关节。内固定不确实的,均石膏托屈肘固定 3 周左右,去除石膏后无痛性主动活动肘关节,辅以被动活动。

早期利用持续被动运动进行功能锻炼,有利于肘关节周围骨与软组织血液供应恢复,肿胀消退,能加快关节内滑液的循环和消除血肿,减少关节粘连,可刺激多种间质细胞分化成关节软骨,促进关节软组织的再生和修复,可抑制关节周围炎性反应。

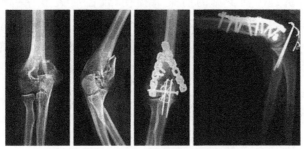

图 4-12　低"T"形肱骨髁间骨折

采用尺骨鹰嘴截骨入路,AO 双重建钛板螺钉内固定

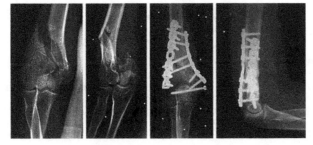

图 4-13　外 λ 形肱骨髁间骨折,采用 AO 双重建钛板螺钉内固定

3.肱骨远端置换与全肘关节置换

近年来,随着人工关节材料的改进和医疗技术的进步,人工关节越来越广泛地应用于髋关节、膝关节等全身大关节严重疾病的治疗,但因人工肘关节研制和应用在国内起步较晚,临床应用尚不多见。对于关节面破坏严重,无法修复或经内固定术后,内固定物松动将严重影响肘关节功能者可行人工关节置换。手术采用肘关节后侧正中切口,游离并保护尺神经,显露肱骨远端、尺骨近端及桡骨小头。锯除肱骨中段滑车,扩大肱骨远段髓腔,参照试件,切除滑车及肱骨小头,直至假体试件的边缘恰能嵌至肱骨内外上髁的切骨断面间隙中。钻开尺骨近端

髓腔,扩大髓腔,凿除冠状突周围的软骨下骨。插入试件,检查肘关节屈、伸及旋转活动范围。如桡骨小头内侧关节面有骨折,可切除桡骨小头。冲洗髓腔后置入骨水泥,安装假体。尺神经前置于皮下软组织层,修复肱三头肌腱、韧带及关节囊,放置引流,加压包扎。

术后不做外固定,引流1~2天,1周内做肌肉收缩锻炼,1周后开始做肘关节屈伸及旋转活动,3周后逐渐加大幅度行功能锻炼。

三、肱骨内髁骨折

肱骨内髁骨折是一种少见的肘关节损伤,仅占肘关节骨折的1‰~2‰,在任何年龄组均少见,儿童相对要多一些。骨折块通常包括肱骨滑车内侧1/2以上和/或肱骨内上髁,骨折块因受前臂屈肌群的牵拉多发生旋转移位,属关节内骨骺损伤。治疗上要求解剖复位,若复位不良不仅妨碍关节功能恢复,而且可能引起肢体发育障碍,继而发生肢体畸形及创伤性关节炎。

(一)骨折类型

肱骨内髁骨折分为3型。

Ⅰ型损伤:骨折无移位,骨折自滑车关节面斜形向内上方,至内上髁上方。

Ⅱ型损伤:骨折块轻度向尺侧或内上方移位,无旋转。

Ⅲ型损伤:骨折块明显旋转移位,常为冠状面旋转,也可同时伴有矢状面的旋转,结果骨折面向后,滑车关节面向前。

(二)临床表现与诊断

外伤后肘关节处于部分屈曲位,活动明显受限,肘关节肿胀、疼痛,尤以内侧明显。局部明显压痛,可触及内髁有异常活动。

儿童肱骨滑车内侧骨骺出现时间为9~14岁。对骨化中心出现后的肱骨内髁骨折,临床诊断一般比较容易。而在肱骨内上髁骨骺骨化中心出现之前发生的肱骨内髁骨折诊断则较困难,因为骨骺尚未骨化,其软骨于X线片上不显影,通过软骨部分的骨折线也不能直接显示,此类损伤于X线片上不显示任何阳性体征(既无骨折又无脱位影像)。因此,临床上必须详细检查,以防漏诊、误诊。细致的临床检查,熟悉不同部位骨骺出现的时间、形态及其与干骺端正常的位置关系是避免漏诊、误诊的关键。对于诊断确有困难的病例,可拍健侧相同位置的X线片加以鉴别,必要时可行CT或MRI检查以明确诊断。

(三)治疗

肱骨内髁骨折既是关节内骨折,又是骨骺损伤,故治疗应遵循关节内骨折及骨骺损伤的治疗原则。无论采取何种治疗方法,应力求使骨折达解剖复位或近似解剖复位(骨折移位<2 mm)。复位不满意不仅妨碍关节功能恢复,而且可能引起生长发育障碍,继而发生肢体畸形及创伤性关节炎。

Ⅰ型骨折和移位不大的Ⅱ型骨折可行长臂石膏后托固定伤肢于屈肘90°,前臂旋前位。石膏托于肘部应加宽,固定范围应完全包括肘内侧,且应仔细塑形,以防骨折发生移位。1周后应摄X线片,如石膏托松动,则更换石膏托;如骨折移位,则应采取其他措施,一般4周后去除石膏托行肘关节功能练习。

对于移位>2 mm的Ⅱ型骨折及Ⅲ型骨折,因骨折移位大,关节囊等软组织损伤较重,而且肱骨下端髁间窝骨质较薄,骨折断端间的接触面较窄,加之前臂屈肌的牵拉,使骨折复位困难或复位后骨折不稳定,则应采取手术治疗。

手术方法:取肘关节内侧切口,显露并注意保护尺神经,显露骨折后,清除局部血肿或肉芽组织,将骨折复位后以2枚克氏针交叉固定或松质骨螺钉内固定。术中注意保护尺神经,必要时做尺神经前移;不可过多地剥离骨折块内侧附着的肌腱等软组织,以防影响骨折块的血液供应;术中尽量使滑车关节面及尺神经沟保持光滑。对于骨骺未闭合的儿童骨折,内固定物宜采用2枚克氏针交叉固定,因克氏针固定操作简单、牢固,对骨骺损伤小且便于日后取出;丝线缝合固定不易操作且固定不牢固;螺丝钉内固定固然牢固,但对骨骺损伤较大,且不便日后取出。外固定时间一般为4~6周,较肘部其他骨折固定时间稍长,因为肱骨内髁骨折软骨成分较多,愈合时间较长。固定期满后拆除石膏,拍X线片示骨折愈合后拔除克氏针,行肘关节早期、主动功能练习。对于骨骺已闭合的或成人的肱骨内髁骨折,可采用切开复位AO重建板内固定术(图4-14)。

四、肱骨外髁骨折

肱骨外髁骨折是儿童肘部常见损伤,发病多在2~18岁,以6~10岁最为常见,亦有成人发生此类损伤。骨折块通常包括肱骨小头骨骺、滑囊外侧部分及干骺端骨质,故亦称为骨骺骨折。此类骨折多为关节内骨折,且肱骨小头与桡骨小头关节面对应。骨骺部分与骨的生长发育密切相关,如治疗不当,将留有肘部畸形,导致功能障碍及远期其他类型并发症。

(一)骨折类型

小儿肱骨外髁骨折的Wadsworth分类如下。

Ⅰ型:无移位。

Ⅱ型:有移位,但不旋转。

Ⅲ型:外髁骨折块向外侧同时向后下反转移位。

Ⅳ型:与通常骨折不同,多见于13～14岁儿童,肱骨小头与桡骨头碰撞发生,有骨软骨的改变。

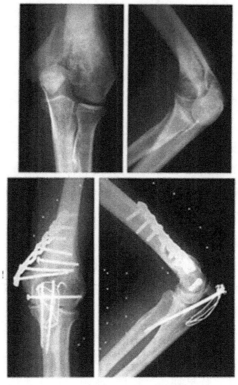

图 4-14　成人肱骨内髁骨折

采用尺骨鹰嘴截骨入路,AO重建板内固定

(二)临床表现与诊断

肱骨外髁骨折的伤因多由间接复合外力造成,当儿童摔倒时手掌着地,前臂多处于旋前,肘关节稍屈曲位,大部分暴力由桡骨传至桡骨头,再撞击肱骨外髁骨骺而发生骨折。骨折后,肘部外侧肿胀并逐渐扩散,以致达整个关节。局部肿胀程度与骨折类型有明显关系,骨折脱位型肿胀最严重。肘外侧出现皮下瘀斑,逐渐向周围扩散,可达腕部。肘部外侧明显压痛,若为Ⅳ型骨折,则内侧也可有明显压痛,甚至发生肱骨下端周围性压痛。肘关节活动功能丧失,患儿常将肘关节保持在稍屈曲位,被动活动肘关节时出现疼痛,但前臂旋转功能多无受限。

肱骨外髁骨折线常呈斜形,由小头-滑车间沟或滑车外侧缘斜向髁上嵴。根据骨折类型不同,可出现尺骨相对于肱骨干的外侧移位。伸肌附着点的牵拉可使骨块发生移位。应与肱骨小头骨折相鉴别：外髁骨折包括关节面和非关节面两个部位，并常带有滑车的桡侧部分，而肱骨小头骨折只累及关节面及其支撑骨。

拍摄 X 线片时因骨片移位及投照方向造成多种表现，在同一骨折类型不同 X 线片中表现常不一致；加之儿童时期肘部的骨化中心出现和闭合时间相差甚大，部分 X 线表现仅是外髁的骨化中心移位。另外因肱骨外髁骨化中心太小，放射或临床医师常因缺乏经验而造成漏诊或误诊。有些病例 X 线片肱骨外髁干骺部未显示骨折裂痕，但有肘后脂肪垫征（"8"字征），在诊断时应加以注意。肘外伤后，肱骨远段干骺部外侧薄骨片和三角形骨片是诊断肱骨外髁骨折的主要依据，肘后脂肪垫征（"8"字征）是提示肘部潜隐性骨折的主要 X 线征象，要特别予以注意。诊断确有困难的病例可拍健侧相同位置的 X 线片加以鉴别，必要时可行 CT 或 MRI 检查以明确诊断。

（三）治疗

早期无损伤的闭合复位是治疗本病的首选方法。肱骨外髁骨折的固定方法是屈肘60°～90°前臂旋后位，颈腕带悬吊胸前，可使腕关节自然背伸，此时前臂伸肌群松弛，对骨折块的牵拉小；同时屈肘位肱三头肌紧张，有利于防止骨折块向后移位，又由于桡骨小头顶住肱骨小头防止其向前移位，因此，骨折较稳定。另外，从前臂伸肌群的止点在肱骨外上髁的角度来看，屈曲 90°以上，前臂伸肌群的力臂减少，牵拉肱骨外髁的力变小，骨折将更稳定。但由于骨折后血肿的形成及手法复位时的损伤，可造成关节明显肿胀，屈肘角度太小会影响血液循环，所以不主张固定在小于屈肘 60°的体位，以屈肘 60°～90°固定为宜。

对于Ⅰ型和移位轻的Ⅱ型骨折（骨折移位＜2 mm），因其无翻转，仅用手法复位后小夹板或石膏托固定即可；但Ⅲ、Ⅳ型骨折，因骨折处有明显的旋转和翻转移位，由于前臂伸肌腱的牵拉，手法往往难以使骨折达到满意的复位，即使在透视下复位很好，外固定也很难保持满意的位置。可用手捏翻转、屈伸收展手法闭合复位，插钢针固定，或切开复位内固定。

手术方法：取肘后外侧切口，显露骨折后清除局部血肿或肉芽组织。可使用克氏针或 AO 接骨板内固定（图 4-15）。与肱骨内髁骨折一样，对于骨骺未闭合的儿童，内固定物宜选用两枚克氏针交叉固定，螺丝钉固定比较稳固，但由于儿童肱骨外髁的结构特点，螺丝钉如使用不当易损伤骨骺而影响生长发育。术后外用长臂石膏托外固定 4～6 周，摄 X 线片证实骨折愈合后，去除石膏托，行肘关节功能练习。

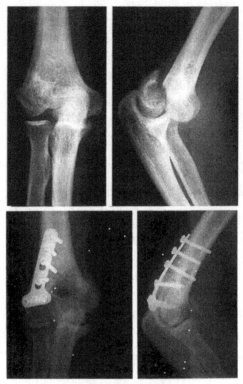

图 4-15　肱骨外髁骨折

AO斜"T"形解剖板内固定

(四)预后

肱骨外髁骨折是儿童肘关节创伤中最多见、最重要的骨折类型,常引起畸形愈合,会发生不同程度的髁间骨缺损,即鱼尾状畸形,无论复位好坏都可能发生这种畸形。它的发生是因骨折线经过髁板全层,愈合时局部产生骨桥。骨折同时也损伤了髁软骨的营养血管,使骨折面的软骨细胞坏死、吸收,使骨折间隙增大。骨折愈合后,肱骨内、外髁骨骺继续发育,而骨桥处生长缓慢以致停滞,最终发生鱼尾状畸形。所以,损伤年龄越小,骨折复位越不满意者,畸形就越明显。肱骨外髁骨折延迟愈合或不愈合以及鱼尾状畸形是造成肘外翻的原因。延迟手术治疗(伤后 3 周),也可导致骨折块的坏死和肘外翻畸形。此外,还可以引起肱骨外髁增大、肱骨小头骨骺早闭、肱骨小头骨骺缺血性坏死、肱骨外上髁骨骺提前骨化等后遗症。

五、肱骨小头骨折

Hahn 在 1853 年第一次提出,Kocher 自 1896 年起对此骨折倾注了许多精力进行研究,又称为 Kocher 骨折。肱骨小头骨折是一种不太常见的肘部损伤,各种年龄组均可发生。单纯肱骨小头骨折以成年人多见,合并部分外髁的肱骨小头骨折多发生在儿童。本骨折是关节内骨折,常因有些骨折较轻,骨折片较小且隐蔽而容易漏诊或误诊,从而导致延误治疗。

(一)骨折分类

Kocher 和 Lorenz 将肱骨小头骨折分为两类。

1.Ⅰ型

完全骨折又称 Hahn-Steinthal 型,骨折发生在肱骨小头基底部,骨折线位于冠状面,包含一个较大块骨质的小头,亦可累及相邻的滑车桡侧部。

2.Ⅱ型

部分骨折又称 Kocher-Lorenz 型,主要累及关节软骨,几乎不包含骨组织。

Wilson(1933)又提出了Ⅲ型,即关节面向近侧移位,且嵌入骨组织,也有人将其称为肱骨小头关节软骨挫伤,是致伤外力不足以导致发生完全或部分骨折,早期行普通 X 线检查多不能明确诊断。

(二)临床表现与诊断

常由桡骨头传导的应力所致,故有时可合并桡骨头骨折。最为常见的致伤方式是跌倒后手掌撑地,外力沿桡骨传导至肘部;或跌倒时处于完全屈肘位,外力经鹰嘴冠状突传导撞击肱骨小头所致。急诊患者除了肘关节积血肿胀、活动受限以外,局部症状不突出,多于拍摄 X 线片时发现,前臂旋转不受限制是其特点。临床上应注意将肱骨小头骨折与外髁骨折进行鉴别。外髁的一部分即关节内部分是肱骨小头骨折,不包括外上髁和干骺端;而外髁骨折除包括肱骨小头外,还包括非关节面部分,常累及外上髁。

其典型 X 线表现如下:侧位片常常可以看到肱骨下端前面,相当于滑车平面有一薄片骨块影,因骨折块包含有较大的关节软骨,故实际的骨折片要比 X 线片所显示的影像大得多。值得注意的是侧位片上一般很难发现骨折块的来源,需要观察其正位 X 线片究其来源。正位片由于肱骨小头骨折块大都移位于肱骨下端前方,与肱骨远端重叠,故在肘关节正位片上一般都看不到骨折块影而易致漏诊。但如仔细观察其正位 X 线片,可以发现其肱桡关节间隙增宽,肱骨侧关节面毛糙,失去正常关节面的光滑结构。如出现此典型改变,再加上侧位片肱骨前下端有骨折块影出现,一般不难做出肱骨小头骨折的诊断。

(三)治疗

争议颇多,包括非手术方法(进行或不进行闭合复位)、骨块切除及假体置换。不论是采取闭合或切开复位,都应争取获得解剖复位,因为即使轻度移位亦可影响关节活动。若不考虑骨折类型,要想获得良好疗效,术后康复至关重要。

1.非手术治疗

对无移位骨折可行石膏后托固定 3 周。对成人移位骨折,并不建议闭合复位;儿童和青少年移位骨折,可首选闭合复位,可望获得快速而完全的骨愈合。

如有可能,可对Ⅰ型骨折试行闭合复位,伸肘位对前臂进行牵引,直接对骨折处进行施压以获得复位。对肘部施加内翻应力,可使外侧开口加大,有利于骨折复位。一旦复位满意,应保持屈肘,由桡骨头的挤压作用来维持骨折块的复位。尽管有人强调应在最大屈肘位固定以维持复位,但应注意对严重肿胀者应减少屈肘,以防出现缺血性挛缩。前臂旋前有助于桡骨头对骨折块的稳定作用。完全复位后,应将肘部制动 3～4 周。

2.手术治疗

手术难度较大,因为即使获得了解剖复位,也做到了术后早期活动,仍可能发生部分或完全性的肘关节僵硬。

因骨折块位于关节囊内,并且常旋转 90°,充分的手术显露很有必要。可采取后外侧入路,在肘肌前方进入关节,注意保护桡神经深支。此切口稍偏前方,优点是术中可以避开后方的肱尺韧带,减少发生后外侧旋转不稳定的危险,且不易损伤桡神经深支。若术中或原始损伤累及了后外侧韧带复合体,应在术中行一期修补,并可将其与骨骼进行锚式固定,术后将前臂置于旋后位短期制动,以维护这种修补术的效果。

术中固定可采用松质骨螺钉、克氏针及可吸收螺丝钉固定骨折块,其中以松质骨螺钉的固定效果最好,螺丝钉可自后方向前旋入固定。手术目的是恢复关节面解剖,并给予稳定固定,以允许术后早期活动。若骨折块不甚粉碎,复位满意后用松质骨螺钉固定稳定可靠,术后则不必进行制动,可立即进行屈伸功能锻炼,临床疗效较为满意。对粉碎严重的骨折,普通螺钉或克氏针固定常很难达到理想效果,则可采用外固定架固定。若骨折块太小或严重粉碎,则可考虑行碎骨块切除。对移位骨折,Smith 认为骨折块切除的疗效优于进行闭合或切开复位,并建议早期行切除术,而不是伤后 4～5 天血肿和渗出开始机化时手术。术后只用夹板或石膏制动 2～3 天即可开始进行关节活动。骨折块切除术后发生桡骨向近端移位和下尺桡关节的异常并不多见。如果确实因骨折块太小,无法进行复位及固定,遗留在关节内又将成为游离体,进行早期切除有助于功能恢复;但对完全骨折,尤其是骨折累及滑车桡侧时,早期进行骨折块的切除显然不合适,将造成关节活动受限和外翻不稳定。

Jakobsson建议用金属假肢来重建肱骨远端关节面,以避免发生肱骨小头骨折块的无菌性坏死和维持肘关节稳定性,但此种治疗没有得到普遍开展。

对陈旧性骨折伴明显移位而影响肘关节功能时,无论受伤时间长短,都应将骨折块切除。通过手术包括软组织松解、理疗和功能锻炼,肘关节功能将得到明显改善。反之,如行切开复位内固定,即使达到解剖复位,效果也不理想。

六、肱骨内外上髁骨折

每一个上髁都有自己的骨化中心,这在儿童肘部损伤中有其特殊的意义,因为相对于富有张力的侧副韧带,骨骺生长板本身是一个薄弱点。由于撕脱应力的作用,在儿童发生的内上髁骨折常常是一个骨骺分离。在成人,原发的、单纯的上髁骨折比较少见,大多与其他损伤一起发生。

(一)肱骨内上髁骨折

内上髁的骨化中心直到20岁才发生融合,是一个闭合比较晚的骨骺,也有人终身不发生融合,应与内上髁骨折相鉴别。儿童或青少年发生肘脱位时,可合并内上髁撕脱骨折,骨折块可向关节内移位,并停留在关节内,影响肘脱位的复位。20岁后再作为一个单独的骨折出现或合并肘脱位则比较少见。若内上髁骨化中心与肱骨远端发生了融合,成人就不大可能因撕脱应力导致骨折。成人内上髁骨折并不局限于骨化中心的原始区域,可向内髁部位延伸。因内上髁在肘内侧突出,易受到直接暴力,故成人比较多见的是直接暴力作用于内上髁所致的单纯内上髁骨折,这也是成人内上髁骨折的特点之一。尺神经走行于内上髁后方的尺神经沟,发生骨折时可使其受到牵拉、捻挫,甚至连同骨折块一起嵌入关节间隙,导致尺神经损伤。

1.肱骨内上髁骨折的分类

Ⅰ型:内上髁骨折,轻度移位。

Ⅱ型:内上髁骨折块向下、向前旋转移位,可达肘关节间隙水平。

Ⅲ型:内上髁骨折块嵌夹在肘内侧关节间隙,肘关节实际上处于半脱位状态。

Ⅳ型:肘向后或后外侧脱位,撕脱的内上髁骨块嵌夹在关节间隙内。

2.临床表现与诊断

前臂屈肌的牵拉可使骨折块向前、向远端移位。内上髁区域肿胀甚至皮下淤血,并存在触痛和骨擦音等特点。腕、肘关节主动屈曲及前臂旋前时可诱发或加重疼痛。应仔细检查尺神经功能。

对青少年患者,应将正常的骨化中心与内上髁骨折进行鉴别,拍摄健侧肘部X线片有助于诊断。

3.治疗

对轻度移位骨折或骨折块嵌顿于关节间隙内的治疗已达成共识。若骨折无移位或轻度移位,可将患肢制动于屈肘、屈腕、前臂旋前位7～10天即可。如果骨折块嵌顿于关节内,则应尽早争取手法复位,可在伸肘、伸腕、伸指、前臂旋后位,使肘关节强力外翻,重复创伤机制,利用屈肌群的紧张将骨折块从关节间隙拉出,变为Ⅱ型损伤,然后用手指向后上方推挤内上髁完成复位,以X线片证实骨折复位满意后,用石膏或夹板制动2～3周。

中度或重度移位骨折的治疗至今仍存争议,有3种方法可供选择:①手法复位,短期石膏制动;②切开复位内固定;③骨折块切除。

Smith认为,对患者来说获得纤维愈合与获得骨性愈合的最终结果是一样的。支持手术治疗者认为,移位的内上髁骨块可导致出现晚期尺神经症状及屈腕肌力弱和骨折不愈合,行外翻应力试验检查时会产生肘关节不稳定,并把上述并发症作为手术治疗的理由。但对于骨折块移位超过1 cm者,有学者认为应行手术切开复位内固定,可选用两枚克氏针交叉固定或螺钉内固定(图4-16)。

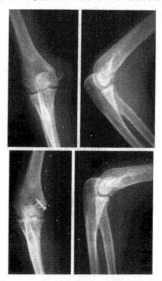

图4-16　肱骨内髁骨折螺钉内固定

(二)肱骨外上髁骨折

临床上非常少见,实际上,有很多学者怀疑它在成人是否是一个单独存在的骨折。外髁的骨化中心较小,在 12 岁左右出现,一旦骨化中心与主要部分的骨骼融合,撕脱骨折更为少见。外上髁与肱骨外髁平坦的外侧缘几乎在一个水平,遭受直接暴力的机会很少。治疗原则类似于无移位的肱骨外髁的治疗,包括对肘部进行制动,直至疼痛消失,然后开始功能活动。

七、肱骨远端全骨骺分离

肱骨远端骨骺包括外上髁、肱骨小头、滑车和内上髁 4 个骨骺,借助软骨连成一体。肱骨远端全骺分离是指包括肱骨下端骨骺线水平、肱骨小头和滑车骨骺与肱骨干在水平轴上的分离,婴幼儿童时期肱骨远端为一大片较为扁平薄弱的软骨,在解剖学上不能属于肱骨髁的范围,其实质是一种关节内的骨骺损伤,虽然其损伤机制与髁上骨折相同,但在部位上不同于髁上 2 cm 的骨折。儿童肱骨远端全骨骺分离骨折是儿童肘部损伤中较少见的一种类型,多发生于 1~6 岁学龄前儿童,因肱骨远端四块骨骺尚未完全骨化,或分离 4 块骨骺中仅见肱骨小头骨骺,X 线检查不能显示其全貌,常因此发生误诊。

(一)骨折分类

根据 Salter-Harris 对骨骺损伤分类方法,肱骨远端全骨骺分离可分为Ⅰ型及Ⅱ型损伤。

Ⅰ型损伤:多见于 2 岁以下的婴幼儿,骨折线自外侧缘经过生长板与干骺端相连接的部位达到内侧,造成了生长板以下骨骺的分离移位。

Ⅱ型损伤:多见于 3 岁以上的儿童。根据肱骨干骨骺骨折块的位置和全骨骺分离移位方向,Ⅱ型损伤又可分为两种亚型。

Ⅱa 亚型:为骨折线自外侧缘横形至鹰嘴窝内侧部分转向上方,造成干骺端内侧有骨块伴随内移位,其骨块多呈三角形,称为角征,此亚型常见,是肱骨远端全骨骺分离典型 X 线表现。

Ⅱb 亚型:骨折线自内侧缘横形至鹰嘴窝外侧转向上方,在干骺端外侧有薄饼样骨折片,称为板征。肱骨小头骨骺与尺桡骨近端一起向外侧移位,移位程度较Ⅱa 型轻,侧位片显示肱骨小头骺和骨片有移位。

(二)临床表现及诊断

有明显肘外伤史,伤后肘部肿痛,肱骨远端压痛。典型 X 线表现为分离的肱骨远端骨骺与尺桡骨近端一起向同一方向移位,桡骨近段纵轴线总是通过肱骨小头骨骺中心,常伴有肱骨干骺端骨块游离。由于这一时期肱骨远端 4 块骨骺中,只有肱骨小头骨骺发生骨化,在 X 线片上不能见到其他 3 块骨骺核。因此,肱骨远端全骨骺分离,常以肱骨小头骨骺的位置作为 X 线诊断的主要依据。判定肱骨小头骨骺与桡骨近段纵轴线的关系,肱骨小头骨骺与肱骨干骺端的对应关系,尺桡骨近端与肱骨干骺端对应关系,从 X 线照片上可见的影像去分析判定不显影部分的损伤,就可减少对肱骨远端全骺分离的误诊和漏诊。在 X 线片,除正常肘关节外,如果见到桡骨近段纵轴线通过肱骨小头骨骺中心,则应考虑为肱骨髁上骨折或是肱骨远端全骨骺分离。但髁上骨折在肱骨干骺端可见骨折线。在肱骨干骺端有分离的骨折块伴随移位,就是Ⅱ型骨骺损伤,否则就是Ⅰ型骨骺损伤。

(三)治疗

肱骨远端全骨骺分离骨折属关节内骨折,复位不佳对关节功能多有影响及出现外观畸形,且涉及多个骨化中心,故应尽可能解剖复位。应该采用闭合复位还是手术切开复位,尚有争论。许多学者推崇闭合复位外固定,有学者认为应根据具体情况,若局部肿胀不明显,且闭合复位后骨折对位稳定,则可仅做外固定。但如局部肿胀明显,由于骨折断面处为软骨,断端多较光整,仅靠单纯外固定很难维持断端的稳定,复位后若再移位则难免出现畸形,故应尽早行手术切开复位内固定。术中宜采用克氏针内固定,尽量减少损伤次数,若用 1 枚克氏针固定较稳定,则不必用交叉双克氏针。因小儿的生理特点,其愈合相当快,常在受伤 1 周后就有骨痂生长,故有学者主张宜早期复位。一般在 3 周以内均可考虑手术,但在 3 周左右,骨折实际上已基本上愈合,周围骨痂亦生长多时,切开复位意义不大,可待以后出现后遗畸形再矫形。

第四节　肱骨近端骨折

一、骨折分类

(一)骨折分类法的发展

肱骨近端骨折的分类不但能充分区别和体现肱骨近端骨折的特点,并能对临床治疗有指导意义。1986 年,Koher 根据骨折线的位置进行了骨折的解剖分类,分为解剖颈、结节部和外科颈,但没有考虑骨折的移位,对临床治疗的意义不大。Watson-Jones 根据受伤机制将肱骨近端骨折分为内收型和外展型,有向前成角的肱骨近端骨折,肩内旋时表现为外展型,而肩外旋时表现为内收型损伤。所以临床诊断有时会引起混乱。1934 年,Codman 描述了肱骨近端的 4 个解剖部分,即以骺线为基础,将肱骨近端分为肱骨头、大结节、小结节和干骺端 4 个部分。1970 年 Neer 发展 Codman 理念,基于肱骨近端的 4 个解剖部分,将骨折分为一、二、三、四部分骨折。4 个解剖部分之间,如骨折块分离超过 1 cm 或两骨折块成角>45°,均称为移位骨折。如果两部分之间发生移位,即称为两部分骨折;3 个部分之间或 4 个部分之间发生骨折移位,分别称为三部分或四部分骨折(图 4-17)。任何达不到此标准的骨折,即使粉碎性骨折也被称为一部分骨折。Neer 分类法对临床骨折有指导意义,所以至今广为使用。肱骨近端骨折除 Neer 分类法外,AO 分类法在临床应用也较多。

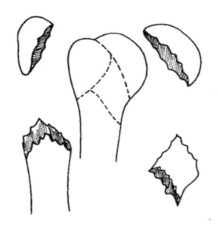

图 4-17　肱骨近端 4 个解剖结构

(二)Neer 分类

Neer(1970)在 Codman 的四部分骨块分类基础上提出的 Neer 分类(图 4-18)包括因不同创伤机制引起的骨折的解剖位置、移位程度、不同骨折类型的肱骨血运的影响及因为不同肌肉的牵拉而造成的骨折的移位方向,对临床治疗方法的选择提供可靠的参考。

Neer 分类法骨折移位的标准为:相邻骨折块彼此移位>1 cm 或成角>45°。

1.一部分骨折(包括无移位和轻度移位骨折)

轻度移位骨折是指未达到骨折分类标准的骨折,无移位和轻度移位骨折占肱骨近端骨折的 85％左右,又常见于 60 岁以上老年人。骨折块因有软组织相连,骨折稳定,常采用非手术治疗,前臂三角巾悬吊或石膏托悬吊治疗即可。

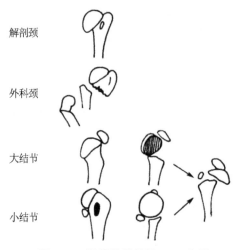

解剖颈

外科颈

大结节

小结节

图 4-18 肱骨近端骨折 Neer 分型

2.二部分骨折

二部分骨折指肱骨近端四部分中,某一部分移位,临床常见外科颈骨折和大结节撕脱骨折,为二部分骨折。小结节撕脱或单纯解剖颈骨折少见。

(1)大结节骨折:多种暴力可引起大结节骨折,如肩猛烈外展、直接暴力和肩关节脱位等。骨折后,主要由于冈上肌的牵拉可出现大结节向上、向后移位,骨折后往往合并肩袖肌腱或肩袖间隙的纵向撕裂。大结节撕脱骨折可以被认为是特殊类型的肩袖撕裂。

(2)外科颈骨折:发生于肱骨干骺端、大结节与小结节基底部。多见,占肩部骨折的 11%,外科颈骨折由于远端胸大肌和近端肩袖牵拉而向前成角。临床根据移位情况而分为内收型和外展型骨折。

(3)解剖颈骨折:单纯解剖颈骨折临床少见,此种骨折由于肱骨头血运破坏,造成骨折愈合困难、肱骨头坏死率高的特点。

(4)小结节骨折:单纯小结节骨折少见,多数与外科颈骨折同时发生。

3.三部分骨折

三部分骨折为 3 个主要结构骨折和移位,常见为外科颈骨折合并大结节骨折并移位,肱骨头可因肩胛下肌的牵引而有内旋移位。CT 扫描及三维成像时可清楚显示。三部分骨折时,肱骨头仍保留较好的血运供给,故主张切开复位内固定。

4.四部分骨折

4 个解剖部位均有骨折和移位,是肱骨近端骨折中最严重的一种,约占肱骨近端骨折的 3%，软组织损伤严重，肱骨头的解剖颈骨折使肱骨头血液供给系统破坏，肱骨头坏死率高。若行内固定手术，应尽可能保留附着的软组织结构。四部分骨折因内固定手术后并发症多，功能恢复缓慢，对 60 岁以上老年人，人工肱骨头置换是手术适应证。

5.骨折脱位

在严重暴力时，肱骨近端骨折可合并肱骨头的脱位，脱位方向依暴力性质和方向而定，可出现前后上下甚至胸腔内的脱位，临床二部分骨折合并脱位常见，如大结节骨折并脱位。

6.肱骨头劈裂骨折

严重暴力时，除引起肱骨近端骨折、移位和肱骨头脱位外，还可造成肱骨头骨折或肩盂关节面的塌陷。肱骨头关节面塌陷骨折如达到或超过关节面的40%，应考虑人工肱骨头置换；肱骨头劈裂伴肩盂关节面塌陷时，应考虑盂肱关节置换术。

(三)AO 分类法

A 型骨折是关节外的一处骨折。肱骨头血循环正常，因此不会发生头缺血坏死。B 型骨折是更为严重的关节外骨折。骨折发生在两处，波及肱骨上端的 3 个部分。一部分骨折线可延及到关节内。肱骨头血循环部分受到影响，有一定的肱骨头缺血坏死发生率。B2 型骨折是干骺端骨折无嵌插，骨折不稳定，难以复位，常需手术复位内固定。C 型骨折是关节内骨折，波及肱骨解剖颈，肱骨头血液供应常受损伤，易造成肱骨头缺血坏死。

AO 分类较复杂，临床使用显得烦琐，但分类法包括了骨折的位置和移位的方向，还注重了骨折块的形态结构，同时各亚型间有相互比较和参照，对临床治疗更有指导意义。而 Neer 分类法容易操作，但同一类型骨折中缺少进一步的分类。对同一骨折不同的影像照片，不同医师的诊断会有不同的结果。

二、临床表现及诊断

肩部的直接暴力和肱骨的传导暴力均可造成肱骨近端骨折，骨折患者肩部疼痛明显，主、被动活动均受限，肩部肿胀、压痛、活动上肢时有骨擦感。患肢紧贴胸壁，需用健手托住肘部，且怕别人接触伤部。诊断时还需注意有无病理性骨折的存在。肱骨近端骨折可能合并肩关节脱位，此时局部症状很明显，肩部损伤后，由于关节内积血和积液，压力升高，可能会造成盂肱关节半脱位，待消肿后半脱位能自行恢复。单纯肱骨近端骨折合并神经、血管损伤的机会较少，如合并肩关节脱位,在检查时应注意有无合并神经血管损伤。

骨折的确诊和准确分型依赖于影像学检查,而影像学检查的质量直接影响对骨折的判断。虽然投照中骨折患者伤肢摆放位置上不方便,会增加痛苦,但应尽可能帮助患者将伤肢摆放在标准体位上。肱骨近端骨折检查通常采用创伤系列投照方法,包括肩胛骨标准前后位,肩胛骨标准侧位及腋位等体位。通过3种体位投照,可以从不同角度显示骨折移位情况。

肩胛骨平面与胸廓的冠状面之间有一夹角,通常肩胛骨向前倾斜35°~40°,因此盂肱关节面既不在冠状面,也不在矢状面上。通常的肩关节正位片实际是盂肱关节的轻度斜位片,肱骨头与肩盂有一定的重叠,不利于对骨折线的观察,拍摄肩胛骨标准正位片,需把患侧肩胛骨平面贴向胶片盒,对侧肩向前旋转40°,X线球管垂直于胶片。正位片上颈干角平均为143°,是垂直于解剖颈的轴线与平行肱骨干纵轴轴线的交角,此角随肱骨外旋而减少,随内旋而增大,可有30°的变化范围。肩胛骨侧位片也称肩胛骨切线位或"Y"形位片。所拍得的照片影像类似英文大写字母Y。其垂直一竖是肩胛体的切线位投影,上方两个分叉分别为喙突和肩峰的投影,三者相交处为肩盂所在,影像片上如果肱骨头没有与肩盂重叠,需考虑肩关节脱位的可能性。腋位X线片上能确定盂肱关节的前后脱位,为确定肱骨近端骨折的前后移位及成角畸形,提供诊断依据。

对新鲜创伤患者,由于疼痛往往难于获得满意的各种照相,此时CT扫描及三维重建具有很大的帮助,通过CT扫描可以了解肱骨近端各骨性结构的形态,骨块移位及旋转的大小及游离移位骨块的直径。CT扫描三维重建更能提供肱骨近端骨折的立体形态,为诊断提供可靠的依据。MRI对急性损伤后骨折及软组织损伤程度的判断帮助不大。

三、治疗

肱骨近端骨折的治疗效果直接影响肩关节的功能,治疗原则是争取骨折早期解剖复位,保留肱骨头血运,合理可靠的骨折固定,早期功能锻炼,减少关节僵硬和肱骨头坏死的发生。肩关节是全身活动最大的关节,关节一定程度的僵硬或畸形愈合,由于代偿的功能,一般不会造成明显的关节功能障碍。治疗骨折方法的选择需综合考虑骨折类型、骨质量条件、患者的年龄、功能要求和自身的医疗条件。肱骨近端骨折中有80%~85%为轻度移位骨折,Neer分型中为一部分骨折,常采取保守治疗;二部分骨折中,部分外科颈骨折可以保守治疗,大结节骨折明显移位者尽可能行手术复位,以免骨折愈合后,引起肩峰下撞击和影响肩袖功能。而三、四部分骨折中只要情况允许,应尽可能行手术治疗。肩关节脱位的患者,无论有无骨折,有学者主张行关节镜内清理,撕脱盂唇缝合修复,以免引起肩关节的再脱位;肱骨头劈裂多需要手术探查或固定或切除。

(一)一部分骨折

肱骨近端虽有骨折线,但骨折块的移位和成角均不明显。骨折的软组织合页均有保留,肱骨头的血运也保持良好。骨折相对比较稳定,一般不需再闭合复位或切开复位,尽可能采取非手术治疗。通过制动维持骨折稳定,减少局部疼痛和骨折再移位的可能,早期功能锻炼,一般可以取得较为满意的治疗效果。

常用颈腕吊带或三角巾悬吊,可把患肢固定于胸前,肘关节 90°屈曲位,腋窝垫一棉垫,保护皮肤,如上肢未与胸壁固定,患者仰卧休息时避免肘部支撑。固定 3 周左右即可开始做上臂摆动和小角度的上举锻炼,定期照 X 线片观察是否有继发性的移位,4 周后可以练习爬墙,3 个月后可以部分持重。

(二)二部分骨折

1.外科颈骨折

原则上首选闭合复位,克氏针固定或用外固定治疗。闭合复位需在麻醉下进行。全麻效果好,肌间沟麻醉不完全。肌肉松弛有利于操作,复位操作手法应轻柔,复位前认真阅片和分析暴力机制,根据受伤机制及骨折移位方向,按一定的手法程度复位,切忌粗暴盲目地反复复位。这样不但难以成功,反而增加损伤,复位时尽可能以 X 线透视辅助。骨折断端间成角>45°时,不论有无嵌插均应矫正,外科颈骨折侧位片上多有向前成角畸形,正位有内收畸形。整复时,先行牵引以松开断端间的嵌插,然后前屈和轻度外展骨干,以矫正成角畸形,整复时牵引力不要过大,避免骨折端间的嵌插完全解脱,以免影响骨折间的稳定。复位后三角巾悬吊固定或石膏托固定。

骨折端间完全移位的骨折,近骨折块因大、小结节完整,旋转肌力平衡,因此肱骨头没有旋转移位。远骨折端因胸大肌的牵拉向前,故有内侧移位,整复时上臂向远侧牵引,当骨折近端达到同一水平时,轻度内收上臂以中和胸大肌牵拉的力量,同时逐渐屈曲上臂,以使骨折复位,正位片呈轻度外展关系。整复时助手需在腋部行反牵引,并以手指固定近骨折块,同时帮助推挤骨折远端配合术者进行复位,复位后适当活动肩关节,可以感觉到骨折的稳定性,如果稳定,可用三角巾悬吊或石膏固定。如果骨折复位后不稳定,可行经皮克氏针固定。克氏针固定一般需 3 根克氏针。自三角肌点处向肱骨头打入两枚克氏针,再从大结节向内下干骺端打入第 3 枚克氏针。克氏针需在透视下打入,注意不要损伤内侧的旋肱血管。旋转上臂观察克氏针位置满意、固定牢固,再处理克氏针尾端,可以埋于皮下,也可留在皮外,三角巾悬吊,早期锻炼,6 周左右拔除克氏针。

如骨折端有软组织嵌入,影响骨折的复位,二头肌长头腱卡于骨折块之间是常见的原因。此时需采取切开复位内固定治疗。手术操作应减少软组织的剥离,可以依据具体情况选择松质骨螺钉、克氏针、细线缝合固定或以钢板螺钉固定。

总之,外科颈骨折时,不管移位及粉碎程度如何,断端间血运比较丰富,只要复位比较满意,内、外固定适当,骨折基本能按时愈合。

2.大结节骨折

移位>1 cm 的结节骨折,由于肩袖的牵拉,骨块常向上方移位,此时会产生肩峰下撞击和卡压,影响肩关节上举活动,且肩袖肌肉松弛、肌力减弱,往往需切开复位内固定。

肩关节前脱位合并大结节撕脱骨折。一般先行复位肱骨头,然后观察大结节的复位情况,如无明显移位可用三角巾悬吊,如有移位>1 cm,则手术切开内固定为宜。现有学者主张肱骨头脱位时,应当修复损伤的盂唇和关节囊,以免关节脱位复发。

3.解剖颈骨折

单纯解剖颈骨折少见。由于骨折时肱骨头血运遭到破坏,因此肱骨头易发生缺血性坏死,对于年轻患者,如有肱骨头移位建议早期行切开复位内固定。术中操作应力求减少软组织的剥离,减少进一步损伤肱骨头的血运。尤其是头的边缘如有干骺端骨质相连或软组织连接时,肱骨头有可能由后内侧动脉得到部分供血而免于坏死,内固定方式可用简单的克氏针张力带固定,也可用螺钉或可吸收钉固定。

4.小结节骨折

单独小结节骨折极少见,常合并肩关节后脱位。骨块较小不影响肩关节内旋时,可行悬吊保守治疗。如骨块较大,且有明显移位时,会影响肩关节的内旋,则应切开复位螺丝钉内固定术。

(三)三部分骨折

三部分骨折中常见类型是外科颈骨折合并大结节骨折,由于损伤严重,骨折块数量较多,手法复位常难以成功,原则上需手术切开复位;三部分同时骨折时由于肱骨头血运常受到破坏,肱骨头坏死有一定的发生率,有报告为 3%～25%

不等。手术治疗的目的是将移位骨折复位,重新建立血液供给系统,尽量减少软组织剥离,可用钢丝克氏针张力带固定,临床也常用解剖型钢板螺钉内固定,这样可以早期功能锻炼。对有骨质疏松的老年患者,临床使用 AO 的 LCP 系统锁定型钢板取得了较好的效果,对骨缺损患者可以同时植骨,但对骨质疏松非常严重,估计内固定可能失败的患者,可一期行人工肱骨头置换术。

(四)四部分骨折

四部分骨折常发生于老年人,骨质疏松患者。比三部分骨折有更高的肱骨头坏死发生率,有的报告高达 13%～34%,目前一般均行人工肱骨头置换术(图 4-19)。对有些患者,由于各种原因,不能行人工肱骨头置换术,也可切开复位,克氏针张力带内固定术,基本能保证骨折愈合,但关节功能较差,肩关节评分不高。但这些患者,对无痛的肩关节也很满足。但年轻患者,四部分骨折,一般主张切开复位内固定术。

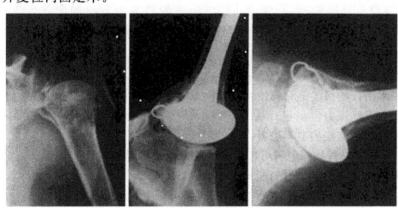

图 4-19 肱骨上端粉碎性骨折,人工关节置换

人工肱骨头置换术首先由 Neer 在 1953 年报告,在此之前,肱骨近端的严重粉碎性骨折只能采用肱骨头切除术或肩关节融合术治疗。人工关节的应用为肱骨近端骨折的治疗提供了更多的选择,对某些特殊骨折患者有着内固定无法达到的效果。1973 年 Neer 重新设计出新型人工肱骨头(Neer II)型,经过几十年的应用和改进,目前人工肱骨头置换术治疗肱骨近端骨折已达到 83% 以上的优良效果。

(五)骨折合并脱位

1.二部分骨折合并脱位

此类以大结节骨折最常见,此时应先急诊复位,复位后大结节骨折往往达到同时复位,如大结节仍有明显移位,则应切开复位内固定。

肱骨头脱位合并解剖颈骨折时,此时肱骨头血管破坏严重,宜考虑行人工肱骨头置换术。肱骨头脱位合并外科颈骨折时,可先试行闭合复位脱位的肱骨头,然后再行外科颈骨折复位。如闭合复位不能成功,则需手术切开复位,同时复位和固定骨折的外科颈。

2.三部分骨折脱位

一般均需切开复位肱骨头及移位的骨折,选择克氏针、钢板螺钉均可,尽可能减少软组织的剥离。

3.四部分骨折脱位

由于肱骨头解剖颈骨折失去血循环,应首先考虑人工肱骨置换术。手术复位肱骨头时,应常规探查关节囊及盂唇,应缝合修补因脱位引起的盂唇撕裂,可用锚钉或直接用丝线缝合,防止肱骨头再次脱位。

(1)肱骨头压缩骨折:肱骨头压缩骨折一般是关节脱位的合并损伤,肱骨头压缩面积小于20%的新鲜损伤,可进行保守治疗;后脱位常发生较大面积的骨折,如肱骨头压缩面积达20%～45%时,可造成肩关节不稳定,引起复发性肩关节脱位,需将肩胛下肌及小结节移位于骨缺损处,以螺钉固定;压缩面积＞40%时,需行人工肱骨头置换术。

(2)肱骨头劈裂骨折或粉碎性骨折:临床不多见,此种骨折因肱骨头关节面破坏,血运破坏严重,加之关节面内固定困难,所以一般需行人工肱骨头置换术。年轻患者尽可能行切开复位内固定,尽可能保留肱骨头。

第五节　肱骨干骨折

一、骨折的分类

同其他骨折的分类一样,肱骨干骨折可依据不同的分类因素构成多种分类方式。根据骨折是否与外环境相通,可分为开放和闭合骨折;因骨折部位不同,可分为三角肌止点以上及三角肌止点以下骨折;由于骨折程度不同,可分为完全骨折和不完全骨折;根据骨折线的方向和特性又可分为纵、横、斜、螺旋、多段和粉碎性骨折;根据骨的内在因素是否存在异常而分为正常和病理骨折等。

二、肱骨干骨折的临床症状和体征

同其他骨折一样,肱骨干骨折后可出现疼痛、肿胀、局部压疼、畸形、反常活动及骨擦音等,骨科医师不应为证实骨折的存在而刻意检查骨擦音,以免增加伤者的痛苦和桡神经损伤。对于不完全或无移位的骨折,单凭临床体检很难判断,所以对可疑骨折的患者必须拍 X 线片。拍片范围包括肱骨的两端、肩关节和肘关节。对于高度怀疑有骨折的患者,即使在急诊拍片时未能发现骨折也不要轻易下无骨折的结论,可用石膏托暂时固定两周后再拍片复查,若有不全的裂纹骨折此时因骨折线的吸收而显现出来。若骨折合并桡神经损伤,可出现垂腕、手部掌指关节不能伸直、拇指不能伸展和手背虎口区感觉减退或消失。肱骨干骨折的患者应当常规检查患肢远端血运的情况,包括对比两侧桡动脉搏动、甲床充盈、皮肤温度等,必要时可行血管造影,以确定有无肱动脉损伤。

三、治疗方法

近几十年来,骨折固定技术有了极大的提高,治疗手段远比过去丰富,在具体实施何种治疗方案时必须考虑如下因素:骨折的类型和水平、骨折的移位程度,患者的年龄、全身健康情况、与医师的配合能力、合并伤的情况,患者的职业及对治疗的要求等,此外经治医师还应考虑本身所具备的客观设备条件,掌握各种操作技术的水平、经验等。经过全面分析比较后再确定一最佳治疗方案。根本原则是有利于骨折尽早愈合,有利于患肢的功能恢复,尽可能减少并发症。

(一)闭合治疗

近几十年来的骨科著作中,均强调绝大多数的肱骨干骨折可经非手术治疗而痊愈,国外的文献报道中其成功的比例甚至可高达 94% 以上。但在临床实际工作中能否达到如此高的比例仍值得商榷。此外,现代的就医人群已对骨科医师提出了更高的要求,即不仅要获得良好的最终治疗结果,而且希望治疗过程中尽量减少痛苦,在骨折愈合期间有相对高的生活质量,甚至仍能够从事一些工作。那种令患者在石膏加外展架上苦撑苦熬数个月,夜间无法平卧的传统治疗方式很难为多数患者所接受。依现代的治疗观点,闭合治疗的适应证应结合患者的具体情况认真审视后而定。

1.适应证

可供参考的适应证如下。

(1)移位不明显的简单骨折(AO 分类:A1、A2、A3)。

(2)有移位的中、下 1/3 骨折(AO 分类:A1、A2、A3 或 B1、B2)经手法整复可以达到功能复位标准的。

2.闭合治疗的复位标准

肱骨属非负重骨,轻度的畸形愈合可由肩胛骨代偿,其复位标准在四肢长骨中最低,其功能复位的标准为 2 cm 以内的短缩、1/3 以内的侧方移位、20°以内的向前、30°以内的外翻成角以及 15°以内的旋转畸形。

3.常用的闭合治疗方法

(1)悬垂石膏:应用悬垂石膏法治疗肱骨干骨折已有半个多世纪的历史,目前在国内外仍有相当多的骨科医师在继续沿用。此法比较适合于有移位并伴有短缩的骨折或者斜形、螺旋形的骨折。悬垂石膏应具有适当的重量,避免过重或过轻,其上缘至少应超过骨折断端 2.5 cm,下缘可达腕部,屈肘 90°,前臂中立位,在腕部有 3 个固定调整环。在石膏固定期间,前臂需始终维持下垂,以便提供一向下的牵引力。患者夜间不宜平卧,而采取坐睡或半卧位(这是使用悬垂石膏的不便之处)。吊带需可靠地固定在腕部石膏固定环上,向内成角畸形可通过将吊带移至掌侧调整,反之向外成角则通过背侧的固定环调整。后成角和前成角,可利用吊带的长短来调整,后成角时加长吊带,而前成角则缩短吊带。使用悬垂石膏治疗应经常复查拍 X 线片,开始时为 1~2 周,以后可改为 2~3 周或更长的间隔时间。石膏固定期间应注意功能锻炼,如握拳、肩关节活动等,减少石膏固定引起的不良反应。对某些患者,如肥胖或女性,可在内侧加一衬垫,以免由于过多的皮下组织或乳房造成的成角畸形。当骨折的短缩已经克服、骨折已达到纤维性连接时,可更换为"U"形石膏。

悬垂石膏曾成功地治愈过许多患者,但也不乏骨折不愈合或延迟愈合的例子。故治疗期间应注意密切观察,若固定超过 3 个月仍无骨折愈合迹象,已出现失用性骨质疏松时,应考虑改用其他方法,如切开复位内固定加自体植骨,不要一味地坚持下去,以避免最后因严重的失用性骨质疏松导致连内固定的条件都不具备,丧失有利的治疗时机,对中老年患者更应注意这点。

(2)"U"形或"O"形石膏:多用于稳定的中下 1/3 骨折复位后,或应用其他方法治疗肱骨干骨折后的继续固定手段。所谓"U"形即石膏绷带由腋窝处开始,向下绕过肘部,再向上至三头肌以上。若石膏绷带再延长一些,使两端在肩部重叠则成为"O"形石膏。"U"形石膏有利于肩、腕和手部的关节功能锻炼(图 4-20),而"O"形石膏的固定稳定性更好一些。

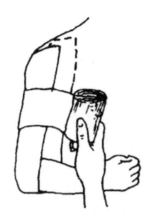

图 4-20 "U"形石膏

（3）小夹板固定：对内外成角不大者，可采用二点直接加压方法（利用纸垫）；对侧方移位较多，成角显著者，常可用三点纸垫挤压原理，以使骨折达到复位。不同水平的骨折需用不同类型的小夹板，如上 1/3 骨折用超肩关节小夹板，中 1/3 骨折用单纯上臂小夹板，而下 1/3 骨折需用超肘关节小夹板固定。其中尤以中 1/3 骨折的固定效果最为理想（图 4-21）。

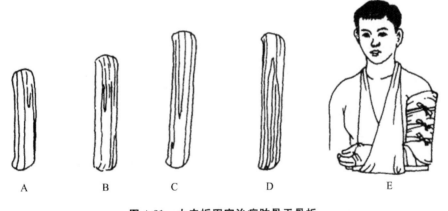

图 4-21 小夹板固定治疗肱骨干骨折

A.内侧小夹板；B.前侧小夹板；C.后侧小夹板；D.外侧小夹板；E.小夹板固定后的外形

利用小夹板治疗肱骨干骨折时，经治医师需密切随诊，观察病情的变化，根据肢体肿胀的程度随时调整夹板的松紧度，避免因固定不当而引起并发症，同时鼓励患者在固定期间积极锻炼患肢功能。

（4）其他治疗方法：采用肩人字石膏、外展架加牵引或鹰嘴骨牵引等治疗肱骨干骨，但多数情况下已经较少使用。

（二）手术治疗

如果能够正确掌握手术指征并配合以高质量手术操作，绝大多数的肱骨干骨折可以正常愈合。同时可以减少因长期石膏或小夹板等外固定带来的邻近关节僵硬、肌肉萎缩和失用性骨质疏松等不利影响，甚至可在固定期间从事某些非负重性工作，治疗期的生活质量相对较高。不利的方面是：所花费用较多，需二次手术取出内固定物，手术本身具有一定的风险等。

1.手术治疗的适应证

（1）绝对适应证：①保守治疗无法达到或维持功能复位的；②合并其他部位损伤，如同侧前臂骨折、肘关节骨折、肩关节骨折，伤肢需早期活动的；③多段骨折或粉碎性骨折（AO 分型：B3、C1、C2、C3）；④骨折不愈合；⑤合并有肱动脉、桡神经损伤需行探查手术的；⑥合并有其他系统特殊疾病而无法坚持保守治疗的，如严重的帕金森病；⑦经过 2～3 个月保守治疗已出现骨折延迟愈合现象，开始有失用性骨质疏松的（如继续坚持保守治疗，严重的失用性骨质疏松可导致失去切开复位内固定治疗的机会）；⑧病理性骨折。

（2）相对适应证：①从事某些职业对肢体外形有特殊要求，不接受功能复位而需要解剖复位的；②因工作或学习需要，不能坚持较长时间的石膏、夹板或支具牵引固定的。

2.手术治疗的方法

（1）拉力螺丝钉固定：单纯的拉力螺钉固定只能够用于长螺旋形骨折，而且术后常需要外固定保护一段时间，优点是骨折段软组织剥离较少，骨折断端的血运影响小，正确使用可缩短骨折愈合时间。

（2）接骨钢板固定：尽管带锁髓内钉的使用趋于增多，但现阶段接骨钢板仍在较广的范围内继续应用，缘于其操作简单，易于掌握，无须 C 形臂 X 线透视机等较高档辅助设备。钢板应有足够长度，螺钉孔数目不得少于 6 孔，最好选用较宽的 4.5 mm 动力加压钢板（DCP 或 LC-DCP），远近骨折段至少各由 3 枚螺钉固定，以获得足够的固定强度。对于短斜形骨折尽量使用 1 枚跨越骨折线的拉力螺钉，而粉碎性骨折最好同时植入自体松质骨（图 4-22）。AO 推荐的手术入路是后侧切口（Henry，1966），将钢板置于肱骨干的后侧，而且在骨折愈合后不再取出。但国内多数骨科医师愿意采用上臂前外侧入路，将钢板放置在骨干的前外侧，在骨折愈合后取出内固定物也相对比较容易。

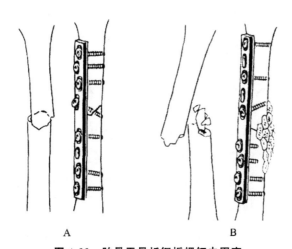

图 4-22 肱骨干骨折钢板螺钉内固定

A.横形骨折的固定方法；B.如为粉碎性骨折应Ⅰ期自体松质骨植骨

（3）带锁髓内针固定：随着带锁髓内针的普及应用，以往的 Rush 针或 V 形针、矩形针已较少使用。使用带锁髓内针的优点是软组织剥离少，术后可以适当负重，用于粉碎性骨折时其优点更为突出。由于是带锁髓内针，其尾端部分基本与肱骨大结节在同一平面，对肩关节功能影响不大（近期可能有一定影响）。使用时刻采用顺行或逆行穿针方法，与股骨或胫骨不同的是，其近端锁钉一般不穿过对侧皮质（避免损伤腋神经），而远端锁钉最好采用前后方向（避免损伤桡神经）（图 4-23）。

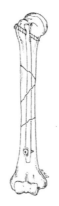

图 4-23 髓内针治疗肱骨干骨折（顺行穿针）

（4）外固定架固定：从严格意义上讲，外固定架固定是一种介于内固定和传统外固定之间的一种固定方式，其有创、有固定针进入组织内穿过两侧皮质，必要时可切开直视下复位。优点是创伤小，固定相对可靠，愈合周期比较短，不需二次手术取出内固定物,对邻近关节干扰小。缺点是:针道可能发生感染,尽管其固定物已经比其他外固定方式轻便了许多,但仍有不便,用于中上 1/3 骨折时可能影响肩关节活动。肱骨干骨折多用单边固定方式,有多种比较成熟的外固定架可供选择,治疗成功的关键在于熟悉和正确使用,而不在于外固定架本身。

(5)Ender 针固定:采用多根可屈件的髓内针——Ender 针固定,现国内少数医院的医师仍在应用。利用不同方向插针和三点固定原理,可较好地控制骨折端的旋转,成角。操作比较简单,既可顺行也可逆行打入。术前需要准备比较齐全的规格、型号,包括不同长度和直径的 Ender 针。切忌强行打入,否则可造成骨质劈裂和髓内针穿出髓腔。

第六节　尺桡骨干双骨折

一、受伤机制

(一)直接暴力

直接致伤因素,作用于前臂,骨折通常基本在同一水平。

(二)间接暴力

多为跌倒致伤,由于暴力传导,骨折水平多为桡高尺低,常为短斜形。

(三)其他致伤因素

如暴力碾压、扭曲等,多为多段骨折,不规则,且伴不同程度软组织损伤。

二、分型

常用的 AO 分型如图 4-24 所示。

三、治疗原则

闭合复位外固定:用于移位不明显的稳定性前臂双骨折。传统的复位标准,桡骨近端旋后畸形小于 30°,尺骨远端的旋转畸形＜10°,尺、桡骨成角畸形＜10°。桡骨的旋转弓应恢复。不稳定的前臂双骨折或稳定性的骨折,闭合复位失败,骨折再移位及伴有其他血管神经并发症的,应行切开复位内固定。

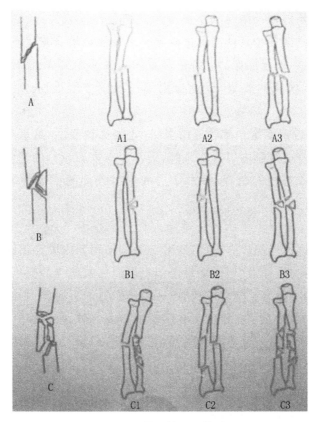

图 4-24　骨折的 AO 分型

A 型:简单骨折;B 型:楔形骨折;C 型:粉碎骨折

(一)钢板螺钉内固定

主要是根据 AO 内固定原则发展的内固定系统,用于前臂双骨折的治疗,明确提高了骨折的治疗水平,提高了愈合率,达到早期功能锻炼及恢复的目的。

(二)髓内固定系统

用于前臂双骨折的治疗,最初应用是 20 世纪 30 年代的克氏针内固定,20 世纪 40 年代以后,较广泛流行的有 Sage 设计的髓内系统,至目前发展到较成熟的带锁髓内钉固定系统。虽然目前带锁髓内钉固定系统用于前臂骨折,意见仍不统一,特别是对于桡骨的髓内固定,但对于尺骨的髓内固定效果目前是比较肯定的。

满意有效的内固定必须能牢固地固定骨折,尽可能地完全消除成角和旋转活动。我们认为用牢固的带锁髓内钉或 AO 加压钢板均可达到此目的。而较薄的钢板,如 1/3 环钢板及单纯圆形可预弯的髓内钉效果欠佳。手术时选用髓内钉或钢板,主要根据各种具体情况来确定。每种器械均有其优点和缺点,在某些骨折中使用其中一种可能比另一种更易成功。在许多尺、桡骨骨折中,用钢板或髓内钉均能得到满意的效果,究竟选用哪一种则主要根据外科医师的训练和经验。

AO 加压钢板内固定系统已应用多年,业内比较熟悉,这里不再赘述。而髓内钉固定,特别是前臂髓内钉固定系统,近几年有重新流行的趋势。使用髓内钉固定时,其长度或直径的选择、手术方法和术后处理的不慎都可导致不良的后果,这里着重讨论一下。

根据文献,最早广泛使用的前臂髓内钉系统是由 Sage 于 1959 年研制成功的,他曾对 120 具尸体桡骨做解剖,并对 555 例使用髓内固定治疗的骨折做了详细回顾。根据他的设计,预弯的桡骨髓内钉可以保持桡骨的弧度,三角形的横断面可以防止旋转不稳定。桡骨和尺骨 Sage 髓内钉的直径足以充满髓腔,能够做到牢固地固定。虽然在某些医疗机构传统的 Sage 髓内钉仍在应用,但根据 Sage 的研究和临床经验,目前又有更新的髓内钉系统设计应用于临床。

(三)前臂骨折应用髓内钉固定的适应证

(1)多段骨折。

(2)皮肤软组织条件较差(如烧伤)。

(3)某些不愈合或加压钢板固定失败的病例。

(4)多发性损伤。

(5)骨质疏松患者的骨干骨折。

(6)某些 I 型和 II 型开放性骨干骨折病例(使用不扩髓髓内钉)。

(7)大范围的复合伤在治疗广泛的软组织缺损时,可使用不扩髓的尺骨髓内钉作为内部支架,用以保持前臂的长度。

几乎所有前臂的骨干骨折均可应用髓内钉治疗(图 4-25)。这些骨折都可使用闭合髓内穿钉技术,同样的方法目前在其他长骨干骨折应用已很成熟。

前臂骨折应用髓内钉固定的禁忌证:①活动性感染;②髓腔<3 mm;③骨骺未闭者。

包括 Sage 髓内钉在内,有多种不同的前臂髓内钉固定系统,这些器械均可用于闭合性骨折的内固定。髓内钉优于加压钢板之处为:①根据使用的开放或闭合穿钉技术,只需要少量剥离或不剥离骨膜;②即使采用开放穿钉技术,也只需要一个较小的手术创口;③使用闭合穿钉技术,一般不需要进行骨移植;④如果需要去除髓内钉,不会出现骨干应力集中所造成的再骨折。同加压钢板和螺丝钉固定不一样,髓内钉固定的可屈曲性足以形成骨旁骨痂。正如 Sage 所推荐的那样,所有需要切开复位的骨干骨折都应做骨移植,通常使用钻和扩髓器时即能获得足够的用于移植的骨材料,因此不需另外采取移植骨。无论使用哪一种髓内钉系统,尺骨钉的入口都是在尺骨近端鹰嘴处。桡骨的钉入口根据钉的不同设计有所不同,其原则是根据钉设计的弧度、预弯等情况加以调整。如 Sage (C)桡骨内钉在桡侧腕长伸肌腰和拇短伸肌腰之间的桡骨茎突插入。Fore Sight (B)桡骨髓内钉则在 Lister 结节的桡侧腕伸肌腰下插入。Ture-Flex 和 SST(A)桡骨髓内钉的插入口是在 Lister 结节的尺侧拇长伸肌腱下(图 4-26)。所有桡骨髓内钉均应正确插入,并将钉尾埋于骨内,防止发生肌腱磨损和可能的断裂。

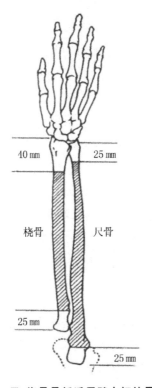

图 4-25 尺、桡骨骨折适用髓内钉的骨折部位

四、前臂开放骨折

对前臂开放性骨折的治疗原则是不首先做内固定,我们认为以创口冲洗和清创为最初治疗时,并发症较少。这样做能使创口的感染显著降低,或者愈合。如果创口在 10~14 天愈合,即可做适当的内固定。

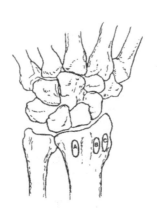

图 4-26　桡骨骨折采用髓内钉固定时,根据不同钉设计的进针点(A、B、C)调整

　　Anderson 曾报道过采用这种延迟切开复位和加压钢板做内固定的方法治疗开放性骨折的经验。在采用这个方法治疗的 38 例开放性骨折中,没有发生感染。在许多 Gustilo Ⅰ 型、Ⅱ 型创口中,能够在早期做内固定,而无创口愈合问题。但我们认为延迟固定会更安全。对于单骨骨折,由于延迟内固定骨折重叠所造成的挛缩畸形一般切开后即可复位(图 4-27)。对有广泛软组织损伤的前臂双骨折,为了避免短缩畸形,并方便软组织处理,需要进行植皮等治疗时,可采用外固定支架、牵引石膏,进行整复和骨折的固定,如果软组织损伤范围较大,必须进行皮肤移植和后续的重建治疗,而这些治疗措施又不能通过外固定支架、牵引石膏的窗口完成时,可采用髓内钉来固定前臂。只有通过外固定或内固定方法,使前臂稳定后,才能进行皮肤移植和其他软组织手术。

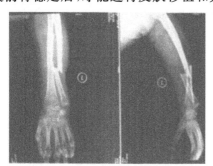

图 4-27(A)　外伤致尺、桡骨中远端双骨折

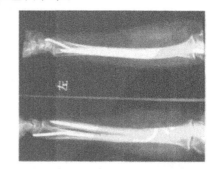

图 4-27(B)　尺、桡骨骨折髓内钉复位及固定情况

　　目前,对开放性前臂骨折的治疗趋势为立即清创、切开复位和内固定。有人曾报道,对103例Gustilo Ⅰ型、Ⅱ或Ⅲ A型前臂开放性骨干骨折,采用立即清创和加压钢板及螺丝钉固定治疗,其中 90% 效果满意。但Ⅲ B型和Ⅲ C型损伤采用此法治疗,疗效不佳,一般用外固定治疗。

第七节　尺骨鹰嘴骨折

一、损伤机制

直接暴力作用于肘关节后侧面,即尺骨鹰嘴后方,跌落伤致上肢受伤,间接作用于肘关节,均可发生鹰嘴骨折。不容置疑的是,肌肉肌腱的张力,包括静态和动态,所产生的应力决定了骨折出现的类型和移位程度。若肘关节遭受到了特别大的暴力或高能量损伤,强大的外力直接作用于前臂近端后侧,使尺桡骨同时向前移位,由于肱骨滑车对尺骨鹰嘴的阻挡,致使其在冠状突水平发生骨折,在骨折端和肱桡关节水平产生明显不稳定。表现为鹰嘴的近骨折端常常向后方明显移位,而尺骨的远骨折端则会和桡骨头一起向前方移位,称为"骨折脱位"或"经鹰嘴的肘关节前脱位"。由于常常是直接暴力创伤所致,故鹰嘴或尺骨近端的骨折大多呈粉碎状,而且多合并有冠状突骨折。这种损伤比单纯的鹰嘴骨折要严重得多。如果尺骨鹰嘴或尺骨近端骨折不能获得良好的解剖复位和稳定的内固定,则易出现持续性或复发性畸形。

二、临床表现

由于尺骨鹰嘴骨折属关节内骨折,所有的尺骨鹰嘴骨折都包含有某种程度的关节内部分,故常常发生关节内出血和渗出,这将导致鹰嘴附近的肿胀和疼痛。骨折端可以触及凹陷,并伴有疼痛及活动受限。肘关节不能抗重力伸肘是可以引出的一个最重要体征。它表明肱三头肌的伸肘功能丧失,伸肌装置的连续性中断,并且这个体征的出现与否常常决定如何确定治疗方案。因为尺骨鹰嘴骨折有时合并尺神经损伤,特别是在直接暴力导致严重、广泛、粉碎性骨折时,更易合并尺神经损伤,故应在确定治疗方案之前仔细判断或评定神经系统的功能,以便及时进行处理。

三、放射学检查

在评估尺骨鹰嘴骨折时,最容易出现的一个错误是不能坚持获得一个真正的肘关节侧位X线片。在急诊室常常获得的是一个有轻度倾斜的侧位 X 线片,它不能充分判断骨折线的准确长度、骨折粉碎的程度、半月切迹处关节面撕裂的范围以及桡骨头的任何移位。应尽可能获得一个真正的肘关节侧位 X 线片,以准确掌握骨折的特点。前后位 X 线片也很重要,它可以呈现骨折线在矢状面上的走向。若桡骨头也同时发生了骨折,在侧位 X 线片上可以沿骨折线出现明显挛缩,并且没有成角或移位。

四、骨折分类

有几种分类方法,每一种分类都有其优缺点,但没有一种分类能够全面有效地指导治疗以及合理地选择内固定物。有些学者将鹰嘴骨折仅分为横形、斜形和粉碎性 3 种类型。有的将其分为无移位或轻度移位骨折、横形或斜形移位骨折、粉碎性移位骨折以及其他 4 种类型。Home(1981 年)按骨折线位于关节面的位置将骨折分为近侧中段和远侧 3 种类型。Holdsworth(1982 年)增加了开放骨折型。Morrey(1995 年)认为骨折移位>3 mm 应属移位骨折。Graves(1993 年)把儿童骨折分为骨折移位<5 mm、骨折移位>5 mm 和开放骨折 3 型。Mayo Clinic 提出的分型是 1 型,无移位,1a 型为非粉碎骨折,1b 型是粉碎骨折;2 型,骨折移位,但稳定性良好,移位>3 mm,侧副韧带完整,前臂相对于肱骨稳定,2a 是非粉碎骨折,2b 属粉碎骨折;3 型,骨折移位,不稳定,前臂相对于肱骨不稳定,是一种真正的骨折脱位,3a 无粉碎骨折,3b 有粉碎骨折。显然,对粉碎性骨折、不稳定者治疗最困难,预后也最差。

现在临床上应用比较流行的是 Colton(1973 年)分类,它简单实用,易于反映骨折的移位程度和骨折形态。1 型,骨折无移位,稳定性好;2 型,骨折有移位,又分为撕脱骨折、横断骨折、粉碎性骨折、骨折脱位。无移位骨折是指移位<2 mm,轻柔屈曲肘关节至 90°时骨折块无移位,并且可抗重力伸肘,可以采取保守治疗。

(1)撕脱骨折:在鹰嘴尖端有一小的横形骨折块(近骨折端),与鹰嘴的主要部分(远骨折端)分开,最常见于老年患者。

(2)斜形和横形骨折:骨折线走行呈斜形,自接近于半月切迹的最低处开始,斜向背侧和近端,可以是一个简单的斜形骨折,也可以是由于矢状面骨折或关节面压缩性骨折所导致的粉碎性骨折折线的一部分。

(3)粉碎性骨折:包括鹰嘴的所有粉碎骨折,常因直接暴力作用于肘关节后方所致,常有许多平面的骨折,包括较常见的严重的压缩性骨折块,可以合并肱骨远端骨折、前臂骨折以及桡骨头骨折。

(4)骨折-脱位:在冠状突或接近冠状突的部位发生鹰嘴骨折,通过骨折端和肱桡关节的平面产生不稳定,使得尺骨远端和桡骨头一起向前脱位,常继发于严重创伤,如肘后方直接遭受高能量撞击等。更为重要的是,骨折的形态决定了这种骨折需要用钢板进行固定,而不是简单地用张力带固定。

五、治疗方法

(一)无移位的稳定骨折

屈肘 90°固定 1 周,以减缓疼痛和肿胀;然后在理疗师的指导下进行轻柔的主动屈伸训练。伤后 1 周、2 周、4 周复查 X 线片,防止骨折再移位。

(二)撕脱骨折

首选张力带固定(图 4-28),亦可进行切除术,将肱三头肌腱重新附丽,主要是根据患者的年龄等具体情况来决定。

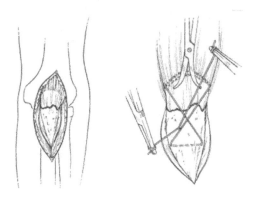

图 4-28 张力带固定

(三)无粉碎的横断骨折

应行张力带固定。可采取半侧卧位,肘后方入路,注意保护肱三头肌腱在近骨折块上的止点,可用6.5拉力螺丝钉加钢丝固定;若骨折块较小,则可用 2 枚克氏针加钢丝盘绕固定(图 4-29)。

(四)粉碎的横断骨折

应行钢板固定。若用张力带固定,可导致鹰嘴变短,活动轨迹异常,关节面变窄,造成关节撞击,活动受限。最好用克氏针加钢丝,再加上钢板固定。有骨缺损明显者,应行一期植骨,以防止关节面塌陷和鹰嘴变形。

(五)伴有或不伴有粉碎的斜形骨折

用拉力螺钉加钢板固定最为理想,有时亦可用张力带加拉力螺丝钉固定,或用重建钢板固定,1/3 管状钢板易失效。重建钢板不要直接放置在尺骨背侧,否则极易出现伤口的问题,可沿尺骨外侧缘固定。若骨折粉碎,则不宜用张力带固定,最好用钢板固定并行植骨术。重建钢板在强度上优于1/3管状钢板,且厚度小于DCP钢板,钢板近端的固定非常重要,可使用松质骨螺丝钉,但注意不要进入关节内。

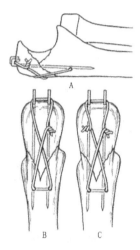

图4-29 "8"字钢丝固定

(六)斜形骨折

适宜于拉力螺丝钉固定,比较理想的是拉力螺钉加中和钢板,或拉力螺钉通过中和钢板的钉孔拧入。对骨折端的加压应小心。

(七)单纯的粉碎骨折

无尺骨和桡骨头脱位以及无前方软组织撕裂者,可行切除术,肱三头肌腱用不吸收缝线重新附丽于远骨折端,术后允许肘关节早期活动。重要的是要保持侧副韧带,特别是内侧副韧带前束的完整,以保证肘关节的稳定。若骨折累及尺骨干,则不能进行切除术,可行张力带加钢板固定,有骨缺损者应一期植骨。

(八)骨折脱位型

骨与软组织损伤严重,应切开复位内固定,可用钢板加张力带固定。骨折块的一期切除应慎重,否则可致肘关节不稳定。

(九)开放性骨折

内固定并不是禁忌,但需彻底清创。若对鹰嘴的软组织覆盖有疑问,应行局部皮瓣或游离组织转移。有时可延期行内固定治疗。

第八节 尺骨冠突骨折

尺骨冠突是尺骨半月关节面的一部分,它可阻止尺骨向后脱位,阻止肱骨向前移位,防止肘关节过度屈曲对维持肘关节的稳定性起重要作用。冠突边缘有肘关节囊附着,前面为肱肌附丽部,尺骨冠突骨折常合并肘关节脱位及肘部骨折,临床上并不少见,常见报道15%肘关节后脱位患者可合并尺骨冠突骨折。而单纯的尺骨冠突骨折较少,多为肱肌猛烈收缩牵拉造成的撕脱性骨折。冠突骨折常并发肘关节的后脱位,如处理不当,可产生创伤性关节炎、疼痛和功能障碍。

一、应用解剖和损伤机制

尺骨冠突在尺骨鹰嘴切迹前方,与鹰嘴共同构成切迹,冠突在切迹之前方与肱骨滑车形成关节,并与外侧桡骨头一起构成肘关节(尺肱桡关节),借助环状韧带,尺桡骨紧密相合,并互成尺桡上关节。尺骨冠突不仅是肱尺关节的主要组成部分,而且也是肘关节内侧副韧带前束,前关节束和肱肌的附着点,起阻止肱二头肌、肱肌和肱三头肌牵拉尺骨向肘后移位的作用,是维持肘关节稳定的主要结构。

冠突有3个关节面,与滑车关节面相合,关节面互相移行。冠状高度是指尺骨冠突尖到滑车切迹的最低点的垂直距离,高的为1.5 cm,低的0.9 cm,儿童的发育4岁时最快,至14~16岁大致长成。

当暴力撞击手掌,冠突受到传导应力,与肱骨滑车相撞。若暴力足以大到引起冠突骨折时,会造成冠突不同程度的骨折,进而发生肘关节后脱位。研究表明,冠突的损伤会对肘关节的稳定性产生影响;与此同时,附丽于冠突前下的肱肌强力收缩还引起间接暴力的冠突撕脱骨折。

二、临床分类

Regan和Marry在1984年将冠突骨折分3种类型(图4-30)。

Ⅰ型骨折:冠突尖小骨片骨折(又称撕脱骨折),骨块常游离关节腔内或附着于关节囊壁上。

Ⅱ型骨折:50%的冠突骨折,伴肘关节不稳定,临床上往往行手法石膏外固定,必要时行切开复位内固定。

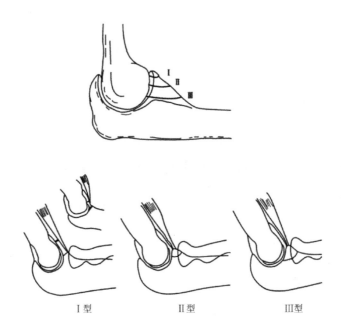

Ⅰ型   Ⅱ型   Ⅲ型

图 4-30　尺骨冠突骨折的分类分型

Ⅲ型骨折：冠突基底部骨折，如有移位常伴肘关节后脱位。如冠突骨折无移位者，可单纯石膏固定。临床上偶见冠突纵形骨折合并尺骨鹰嘴骨折，治疗方法同尺骨鹰嘴。

根据解剖及临床文献报道，尺骨冠突内侧缘高度 1/2 处为尺侧副韧带前束的附着部，冠突骨折常合并该韧带的损伤，而尺侧副韧带前束是肘关节内侧副韧带的主要结构，对肘关节内侧稳定具有重要作用。因此，尺骨冠突骨折的分型应考虑尺侧副韧带前束损伤情况。

此外，还按骨折形态分类，斜形抑或横形骨折，通过冠突骨折与否各有异同，其预后亦有不同。O'Driscoll从冠突关节面做了骨折分类。

三、诊断

临床上出现的关节肿胀、出血和肘关节的功能障碍情况，仅能提示可疑骨折，而借以确诊的唯一依据是做 X 线检查，可见冠突残缺和骨折线，骨片上移，偶可进入肱尺关节囊内，影响功能。从 X 线片上观察半月切迹是否圆滑，若不圆滑而出现阶梯样，则提示发生骨折，可作为诊断的一个重要指标。骨片进入关节内，以 CT 扫描最形象地描记出部位、骨片大小，必要时亦可行 CT 三维重建检查。

四、治疗

(一)非手术治疗

适用于冠突骨折骨块小或没有移位的患者。仅用石膏托固定,肘关节于屈曲 80°~90°位。2 周解除石膏托,开始活动肘关节,并继续做颈腕带悬吊,间歇行主动肘关节功能锻炼。对骨折块较大,可行手法复位,石膏外固定方法。

(二)手术治疗

O'Driscoll 认为维持尺关节的稳定须具备 3 个条件:完整的关节面、完整的内侧副韧带前束和桡侧副韧带复合体。所以对尺骨冠突骨折的手术治疗,首先恢复骨性解剖结构,其次应重视内侧副韧带的修复和重建,以期获得一个稳定的关节。对关节腔内游离骨块或骨块较大,手法复位失败的患者,均可考虑手术治疗。避免因非手术治疗因神经或肌肉损伤的忽视而造成后期预后不良、活动度降低等现象。

(1)关节腔内的游离骨切摘除术(Ⅰ型)。对较小的冠突骨折,游离于关节腔内,影响肘关节的活动,应行骨块摘除。有条件者,可行肘关节镜下骨块摘除术。

(2)大块冠突骨折,影响尺骨半月关节面。为恢复滑车的屈成关节的稳定性,应进行切开复位与内固定。AO 提出开放整复,螺钉内固定方法,从尺侧入路,辨认并保护尺神经,用一薄凿将肱骨内上髁截骨,将内上髁连同附着肌肉和尺神经一起牵向前方,切开关节囊,即可充分显露骨折部,此时可在直视下将冠突复位,并从尺骨背侧穿入螺钉固定,然后再复位内上髁,用预先准备好的螺钉固定,同时检查前关节囊、肱肌和内侧副韧带前束止点,如有损伤一并缝合。最后将尺神经放回原位或行前置术。冠突骨折>1/2 高度必须良好复位,近特制螺钉固定尤为推崇。

(3)冠突切除术。对于冠突骨折愈合和骨质增生,或畸形愈合,影响肘关节正常屈曲时,应手术切除冠突。一般以不超 1/2 冠突高度为限;如切除>1/2,可致肘前方不稳定。

对于尺骨冠突粉碎性骨折,由于碎片多少和大小不等,有的与关节囊相连,有的游离于关节腔内影响关节屈曲功能,所以应手术摘除。Ⅲ型骨折患者往往合并尺侧副韧带前束断裂。在冠突骨折的切开内固定时,一定要修复或重建前束。

目前根据骨折类型及肘部合并伤等情况,多数学者采用肘前入路,肘前入路可避开尺神经,直接行冠突骨折的复位内固定术。但采用肘前入路时,注意适当向远侧游离穿过旋前圆肌深浅头的正中神经,防止术中过度牵拉,产生神经症状或损伤正中神经支配前臂屈肌及旋前圆肌的分支。内固定物可选用螺钉包括小的可吸收螺钉或克氏针加张力带及钢丝固定为主,不主张克氏针、钢丝或缝线单一固定。要求尽量牢固固定,争取早期肘关节的功能锻炼。

儿童冠突骨折少见,常合并肘关节后脱位。儿童尺骨冠突骨折在 X 线上显示骨块虽小,但周围有软骨,因此实际上骨块比 X 线片所显示的要大。对于儿童冠突骨折的治疗同成人相同。由于儿童冠突骨折大都较易愈合,预后良好。

手术时应注意以下几点:①因尺神经穿过内侧副韧带前束于尺骨的止点外,先游离尺神经并牵开加以保护,避免损伤之。术终根据手中情况,可将尺神经放置原位或行尺神经前置术;②内固定尽量留于背侧,以利肘关节功能练习;③注意尺侧副韧带及关节囊等软组织的修复,尤其是尺侧副韧带前束的修复,以防产生肘外翻不稳定;④术中注意微创操作,不要剥离附着于骨块的关节囊等软组织,以防发生骨化性肌炎;⑤冠突骨折多为复杂骨折的一部分,应重视合并症,尤其是肘部合并伤,也是影响预后的重要因素;⑥内固定要加强,争取早期行肘关节的主、被动功能练习,提高治疗效果。

当冠突骨折合并桡骨小头骨折和肘关节脱位为肘部"恐怖三联征"时,应引起重视,诊断时有时须借助X线和CT三维重建,采用特别螺钉,后期采用人工桡骨小头替代切除桡骨小头,有些则不得不采取人工肘关节置换。

五、并发症

(一)早期并发症

可因肘关节屈曲固定时间过长,影响肘关节的活动功能或在锻炼中引起疼痛。

(二)后期并发症

在冠突骨折合并肘关节脱位和臂部软组织有广泛撕裂时,偶可发生肘关节的纤维性僵直。当冠突骨折块落入关节腔内,较难退出,而形成关节内的游离体,游离骨块对关节面造成损伤或发生交锁。因此,关节内骨块一经确认,就需尽早切除。当晚期骨折处骨质增生,形成骨化性肌炎骨突,严重妨碍肘关节活动。

部分冠突骨折术后关节活动范围稍差,但肘关节稳定性良好。关节活动范围减少的常见的原因为关节粘连,另外可能与重建骨无软骨而致术后发生创伤性关节炎有关。因此,在今后的临床中可考虑采用带软骨面且有血液供给的骨块或人工冠突假体重建,以期术后肘关节功能良好恢复,减少肘关节退变和发生骨性关节炎的可能,提高冠突骨折治疗的效果。

第九节 尺桡骨茎突骨折

一、桡骨茎突骨折

单纯桡骨茎突骨折临床上较为少见,在 20 世纪初,也被称为 Hutchinson 骨折。

(一)损伤机制

直接暴力或间接暴力均可引起此类骨折,但以间接暴力引起为多见。直接暴力常由汽车摇柄直接打击而骨折。间接暴力常为跌倒时手掌着地,暴力沿腕舟骨冲击桡骨下端而致骨折。

(二)分类

按桡骨茎突骨折的受伤机制分为 2 种。①横形骨折:常为间接暴力手掌着地所致,骨折线为横形,从外侧斜向关节面(图 4-31)。②桡骨茎突撕脱性骨折:此类骨折块甚小,并向远侧移位,损伤机制为受伤时腕关节强力尺偏,桡侧副韧带牵拉桡骨茎突而造成。

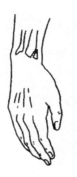

图 4-31 桡骨茎突骨折

(三)临床表现

伤后桡骨茎突处出现肿胀、疼痛。桡骨茎突处压痛明显,并有较明显的骨擦音。

（四）影像学检查

侧位 X 线片不易见到骨折。正位 X 线片,可见一横形骨折线,骨折线从外侧斜向关节面,骨折块常为三角形。很少有移位,如有移位,常向背侧桡侧移位。

（五）治疗

大部分桡骨茎突骨折均可通过手法复位石膏外固定而治愈。手法复位的方法为术者一手握着患者之手略尺偏,纵向牵引,另一手持腕部,其拇指于骨折片近侧向下并向尺侧推压即可得到满意的复位。复位后采用短臂石膏固定于腕中立位,轻度尺偏位 5～6 周(图 4-32)。

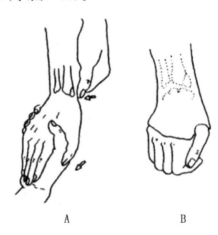

图 4-32 手法治疗
A.手法复位;B.石膏外固定

通过手法复位如骨折块不稳定或再移位,可行经皮克氏针内固定或行切开复位克氏针或加压松质骨螺钉内固定。

二、尺骨茎突骨折

单纯尺骨茎突骨折极为少见,临床上常与 Colles 骨折并发损伤。单纯尺骨茎突骨折常为跌倒时手旋前尺偏着地而造成。尺骨茎突骨折处局部轻度肿胀、疼痛,常与扭伤不易区别,但通过腕部 X 线拍片即可得到准确的诊断。

治疗:单纯尺骨茎突骨折可行牵引下手法复位,短臂石膏托固定前臂于中立位,腕关节尺偏位 4 周即可。但大部分尺骨茎突骨折很难达到骨性愈合。近几年,有许多学者主张对不稳定性的尺骨茎突骨折应早期行切开复位,螺钉加张力带内固定。如尺骨茎突骨折发生骨不愈合,局部疼痛较重,压痛明显时可考虑行手术切除骨不愈合的尺骨茎突。

第五章　下肢骨折

第一节　股骨头骨折

股骨头骨折是指股骨头或其软骨失去完整性或连续性，多见于成人髋关节后脱位。儿童股骨头骨折罕有发生，可能与儿童股骨头的坚韧性有关。

一、诊断

(一)病史

股骨头骨折多同时伴髋关节后脱位发生，Pipkin认为髋关节屈曲约60°时，大腿和髋关节处于非自然的内收或外展位，强大暴力沿股骨干轴心向上传导，迫使股骨头向坚硬的髋臼后上方移位，股骨头滑至髋臼后上缘时，股骨头被切割导致股骨头骨折并髋关节后脱位。髋关节前脱位时罕有发生股骨头骨折。

(二)症状和体征

伤后患髋疼痛，主动活动丧失，被动活动时引起剧痛。患髋疼痛，呈屈曲、内收、内旋及缩短畸形；大转子向后上方移位，或于臀部触及隆起的股骨头；股骨颈骨折时下肢短缩，且有浮动感。髋关节主动屈、伸功能丧失，被动活动时髋部疼痛加重。髋关节正侧位X线片可证实诊断。

(三)辅助检查

X线检查：显示髋关节脱位及骨折，股骨头脱离髋臼，或部分移位，或完全脱位。部分移位指髋臼内嵌塞股骨头骨折片，头-臼间距加大或股骨头上移。有时合并髋臼后缘、后壁、后壁后柱骨折，X线片均可显示，需行CT检查以明确诊断。

二、分型

Pipkin 将 Thampson 和 Epstein 的髋关节后脱位第 5 型伴有股骨头骨折者，再分为 4 型，为 Pipkin 股骨头骨折分型。

(一) Ⅰ型

髋关节后脱位伴股骨头在圆韧带窝远侧的不全骨折。

(二) Ⅱ型

髋关节后脱位伴股骨头在圆韧带窝近侧的骨折。

(三) Ⅲ型

第Ⅰ或Ⅱ型骨折伴股骨颈骨折。

(四) Ⅳ型

第Ⅰ、Ⅱ或Ⅲ型骨折，伴髋臼骨折。

这种分型既考虑到股骨头骨折的特点，又照顾到髋脱位、髋臼骨折的伴发损伤，对诊断、治疗和预后是有重要意义的。

临床中最多的是 Pipkin Ⅰ型，其他各型依序减少，以Ⅳ型最少。

三、治疗

本类损伤应及时、准确地施行髋关节脱位复位术，对 Pipkin Ⅰ、Ⅱ型股骨头骨折先试行髋关节复位，如股骨头复位后，股骨头骨折片也达到解剖复位，则宜行非手术治疗。如股骨头虽然复位，而股骨头骨折片复位不满意，一块或多块骨片嵌塞于头-臼之间，则是手术切开复位的指征。无论采用何种治疗，切不可忽视患者其他部位的损伤，如颅脑、腹腔内脏和胸腔内脏损伤及其出血、感染。应待这些损伤稳定后，再考虑患髋的手术治疗。抢救休克同时进行复位是明智的选择。

(一) 非手术治疗

闭合复位牵引法。

1.适应证

Pipkin Ⅰ型、Ⅱ型。并应考虑如下条件：股骨头脱位整复后其中心应在髋臼内；与股骨头骨折片对合满意；股骨头骨片的形状；头-臼和骨片之间的复位稳定状况。

2.操作方法

同髋关节后脱位，如骨折片在髋臼内无旋转，股骨头复位后往往能和骨折片很好对合,再拍片后如已证实复位良好,则应采用胫骨结节部骨牵引,维持患肢外展30°位置牵引6周,待骨折愈合后再负重行走。

(二)手术治疗

1.切开复位内固定或骨折片切除法

(1)适应证:年轻的患者,股骨头虽然复位,而股骨头骨折片复位不满意,一块或多块骨片嵌塞于头-臼之间

(2)操作方法:手术多用前方或外侧切口,以利骨折片的固定及切除。采用可吸收钉、螺丝钉、钢丝等内固定材料将骨折片固定,钉尾要深入到软骨下,钢丝缝合后于大转子下固定或皮外固定,穿引容易,拆除简单。如骨折片甚小,不及股骨头周径1/4且不在负重区,可将骨折片切除。

2.关节成形、人工股骨头置换或人工全髋关节置换术

(1)适应证:PipkinⅢ型、Ⅳ型,年老的患者,陈旧性病例,或髋关节本来就有病损,如骨性关节炎或其他软骨、软骨下骨疾病的患者,应依据骨折的类型和髋臼骨折范围和其移位等情况,选择关节成形术、人工股骨头置换或人工全髋关节置换。

(2)操作方法:同陈旧性髋关节脱位关节成形术及股骨颈骨折人工髋关节置换术。

(三)药物治疗

如手术治疗,术前半小时预防性应用抗生素,术后一般应用3天,如合并其他内科疾病给予对症药物治疗。

(四)康复治疗

功能锻炼(主动、被动)包括以下两方面。

(1)复位固定后即行股四头肌舒缩及膝、踝关节的功能活动。

(2)两周后扶双拐下床不负重活动,注意保持外展位。PipkinⅢ型、Ⅳ型骨折可适当延缓下床活动时间。8周后可扶双拐轻负重活动,半年后视病情扶单拐轻负重行走,1年后弃拐进行功能锻炼,并注意定期复查。

股骨头骨折治疗的主要问题是防止骨折不愈合、股骨头缺血性坏死及创伤性骨关节炎,所以中后期的药物治疗、功能锻炼及定期复查尤为重要。一旦出现股骨头缺血性坏死征象,即应延缓负重及活动时间。

第二节 股骨粗隆间骨折

股骨粗隆部为股骨颈囊外至小粗隆下 5 cm 的部位。粗隆间骨折是老年人的常见骨折,与脊柱压缩性骨折和桡骨远端骨折并列为三大骨质疏松性骨折。文献报道老年髋部骨折约占所有骨折的 41%,其中粗隆间骨折占 21%。粗隆间骨折的发生率与股骨颈骨折大致相同,但发病年龄较股骨颈骨折平均高 5～6 岁,且以女性多见,男女比例约为 1:3。随着人类平均寿命的延长和人口老龄化的发展,粗隆间骨折的发生率呈逐年上升的趋势。美国每年大约发生 25 万例粗隆间骨折,死亡率为 15%～20%。有学者预测,到 2050 年粗隆间骨折的发病率将为目前的 2 倍,绝大多数为 70 岁以上的老年人。我国目前尚无股骨转子间骨折的准确统计数字。

一、解剖概要

股骨颈基底与股骨干近端交界处,有两个隆起:上方外侧为大转子,臀肌附着,大转子内后有一深凹为转子窝,闭孔肌附着;颈体交界处内侧锥形突起为小转子,有腰大肌附着,基底及内侧面为髂肌附着,形成粗隆部。承受着身体的重量,保持身体平衡。一旦遭受外力及扭转力控制失调,负重力及肌群的牵拉,而造成该部骨折,即股骨粗隆间骨折。

股骨颈与股骨干两长轴相互形成一个内倾角,称为颈干角。正常值在 110°～140°,平均为 127°～132°,大于 140°称为髋外翻,小于 110°称为髋内翻。股骨颈的纵轴线与股骨两髁中点的连线形成一个夹角,称为前倾角或扭转角。新生儿为 20°～40°,成人为 12°～15°。

粗隆间部骨小梁系统的排列:一部分从内侧骨皮质开始延伸至大粗隆,即张力骨小梁;另一部分从外侧骨皮质与内侧骨小梁系统交叉垂直抵止于内侧骨小梁,即压力骨小梁。压应力与张应力相结合形成股骨距。小粗隆上下结合部骨小梁系统,皮质较厚,其弯曲部即内侧弓。此部位反映了有弯曲外力的粗隆间线处承受压力最大。该部位内侧弓一旦破坏,由于过早负重或超负荷负重,或内侧支撑力不足,容易引起髋内翻。治疗时必须改变其负重线或加强负重应力,才能得以控制,减少髋内翻的发生(图 5-1)。

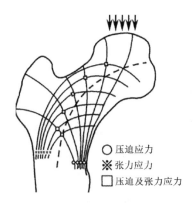

○ 压迫应力
※ 张力应力
□ 压迫及张力应力

图 5-1　粗隆间部骨小梁系统

二、致伤原因

约 90％的粗隆间骨折为低能量损伤,高能量损伤多发生于年轻人,仅占 10％左右。导致老年粗隆间骨折的直接原因是跌倒,根本原因是骨质疏松。老年人的认知能力下降,大脑应急反应降低,在跌倒时,不能反应性地伸出前臂以维持身体平衡,应力高度集中于髋部,再加上骨质疏松,因此极易导致粗隆间骨折。一些因素可增加跌倒的危险,如:老年人的视力减弱,听觉、触觉及前庭功能的减退,合并中枢神经系统疾病(如帕金森病、脑卒中等)等,都也是增加跌倒的风险因素。Ramnemerk 等曾报道,脑血管意外的患者髋部骨折的发生率较正常人高 4 倍。偏瘫的老年患者,户外运动少,阳光照射不足,会进一步加重骨质疏松。

粗隆间骨折与骨质疏松密切相关,一些学者甚至将老年粗隆间骨折归属于病理性骨折。骨质疏松将致使骨质量下降,骨结构改变,因此导致骨强度下降、骨脆性增加,易发生骨折。环境等外在因素也是造成粗隆间骨折的重要危险因素,光滑的地面、不平的地板、昏暗的灯光、松动或起皱的地毯、不牢固的家具,以及地板上的物体等都可能造成老年人跌倒。特别是在老年人起坐、下床与上卫生间的过程中,如果出现跌倒,则易发生粗隆间骨折。此外,泥泞或冰雪的路面,从事有一定危险的活动,如爬凳子、搬动重物等,也是跌倒风险增加的重要因素。

三、临床表现

患者多为老年人,表现为伤后髋部出现疼痛,下肢不能活动,无法站立或行走。检查时可见下肢短缩和外旋畸形,有时外旋畸形可达到 90°。患侧大粗隆部可出现肿胀或瘀斑,压痛明显,轴向叩击足跟部可引起髋部剧烈疼痛。无移位或移位较小的骨折,上述症状或体征比较轻微。X线拍片可确定诊断,并明确移位程度和骨折类型。

四、骨折分型

粗隆间骨折的分型很多,曾被推广和应用的分类主要有以下十种:Evans 分型(1949),Boyd 和 Griffin 分型(1949),Ramadier 分型(1956),Decoul×-Lavarde 分型(1969),Ender 分型(1970),Tronzo 分型(1973),Jensen 分型(1975),Deburge 分型(1976),Briot 分型(1980),AO 分型(1981)。这些分类的依据主要是解剖学的描述(Evans,Ramadier,Decoul×-Lavarde)和预后的判定(Tronzo,Ender,Jensen,AO)。多数分类方法简单、实用,能准确判定骨折的稳定性及复位难度,并能判断其预后,因此对指导临床工作具有实际意义。目前应用最广泛的有 Evans 分型和 AO 分型。

(一)Evans 分型

Evans 分型是目前广泛采用的分型系统,根据骨折的稳定性和骨折线的方向分型。该分类系统将股骨粗隆间骨折分为两型。其中Ⅰ型中Ⅰa、Ⅰb 型为稳定型骨折,其余为不稳定型。不稳定型骨折又分为经解剖或近乎解剖复位后可获得稳定和很难重建稳定性的两种。

Ⅰ型骨折:骨折线由小粗隆向上和向外延伸。Ⅰ型骨折又分为四个亚型。

Ⅰa 型:骨折无移位,小粗隆无骨折。

Ⅰb 型:骨折有移位,小粗隆有骨折,但复位后内侧皮质能附着,骨折稳定。

Ⅰc 型:骨折有移位,小粗隆有骨折,但复位后内侧骨皮质不能附着,骨折仍不稳定。

Ⅰd 型:粉碎性骨折至少包括大小粗隆 4 部分骨折块,骨折不稳定。

Ⅱ型骨折:为反斜行骨折,骨折线与Ⅰ型相反,由小粗隆向外向下延伸,骨折不稳定,该型骨折由于内收肌的牵拉,股骨干有向内侧移位的倾向。

Evans 分型强调修复股骨转子区后内侧皮质的连续性是复位后获得稳定的关键。该分类方式简单、实用,有助于判断骨折的稳定性,对手术方案的制定和内固定物的选择均具有一定指导意义。

(二)AO 分型(图 5-2)

AO 将粗隆间骨折归为股骨近端骨折中的 31-A 类型,分为 A1、A2、A3 三种类型,每型中根据骨折形态又分为 3 个亚型。

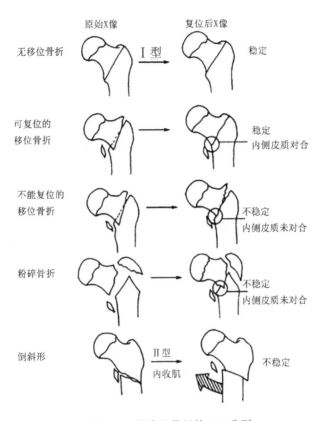

图 5-2 粗隆间骨折的 AO 分型

A1 型骨折:简单的两部分骨折,骨折线从大粗隆到远端内侧皮质,而内侧皮质只在一处断开。其中 A1.1 型骨折表现为内侧皮质骨折恰位于小粗隆上;A1.2型骨折表现为骨折内侧与骨折远端有嵌插;A1.3 型骨折为骨折通过粗隆-干部的两部分骨折。

A2 型骨折:为经粗隆多块骨折,骨折线方向相同,但是内侧皮质至少两处断开。根据骨折块的数目和后侧粉碎的程度进一步分型。A2.1 为有一个中间骨折块;A2.2 为有两个中间骨折块;A2.3 为有 2 个以上的中间骨折块。

A3 型骨折:骨折线通过股骨外侧皮质骨的骨折,当骨折平面近于水平面时称为粗隆间骨折。小粗隆与骨干部分连为一体。如果骨折线从外侧远端向着小粗隆并终止于内侧小粗隆以上,这种骨折称为逆粗隆骨折。A3 骨折难以复位和固定。A3.1 为反向骨折,简单骨折;A3.2 为横行骨折,简单骨折;A3.3 伴有内侧皮质以外的骨折。

AO 分型既强调粗隆间骨折内侧和后侧皮质的粉碎程度,同时也强调骨折是否累及外侧皮质的重要性。AO分型便于进行统计学分析,其将骨折形态学特点的描述和实际固定可能性的预后评价结合起来,同时对内固定物的选择能提出合理的建议。

五、治疗

粗隆间骨折多发生于老年人,这些老年患者通常患有多种内科慢性疾病。必须准确进行术前评估和适当的内科治疗,才能使患者相对安全地度过围术期。

(一)注意事项

(1)心血管疾病的处理:有心肌梗死心病史的患者要高度注意。心肌梗死发作在3个月内者原则上禁忌手术,必须进行准确评估和制定详细的手术预案,才能实施手术;心肌梗死病史已超过3个月处于稳定期的患者,应适当给予扩张冠状动脉药物进行保护性治疗。心功能衰竭者病情稳定至少6个月。高血压患者手术前应适当控制,使血压保持在相对稳定的水平,血压≤20.0/12.0 kPa(150/90 mmHg)。对于严重心律失常、房颤与传导阻滞患者术前应安装临时心脏起搏器。冠状动脉造影及置管扩张者3个月内慎行手术。高龄患者几乎都不同程度地伴随高血压病、冠心病及心律失常等,需在内科医师的具体指导下进行药物治疗,如降压药、扩血管药、调节心律药物等。许多老年患者长期应用阿司匹林等抗凝药,应在术前一周停用,减少术中出血。因心律失常而安装了心脏起搏器者,术中禁用电刀,可采用双极电凝止血。

(2)呼吸系统疾病的处理:呼吸系统慢性炎症、肺气肿、肺间质纤维化等是高龄患者的常见病。术前应预防及控制肺部感染,可用雾化吸入,净化呼吸道,清除呼吸道分泌物。应该无气促、无哮喘,动脉血气 $PO_2 \geq 8.0$ kPa(60 mmHg), $PCO_2 \leq 6.0$ kPa(45 mmHg), $FVT_1 \leq 70\%$ 。高龄髋部骨折患者卧床后最易发生肺部感染,尤其是在原有肺部疾病的基础上,伤后卧床咳痰无力,极易发生坠积性肺炎,处理不当或病情较重者可导致呼吸衰竭甚至致命。呼吸系统的护理非常重要,包括定时将体位改为坐位或半坐位、叩背、嘱患者做深呼吸、鼓励患者用力咳痰等。

(3)糖尿病的治疗:高龄股骨转子间骨折合并糖尿病患者并非绝对手术禁忌,但术前应请内分泌科医师协助诊治,空腹血糖应控制在10 mmol/L以下,对于血糖过高难以控制患者,可考虑用胰岛素泵,使胰岛素在血中的浓度相对稳定。手术前血糖过高的危险在于酮症酸中毒的发生,因为手术创伤又可使血糖更进一步增高。重症糖尿病患者易造成手术伤口的感染及对各脏器功能的损害,尤其对糖尿病合并心脏疾病时,术中易造成心肌梗死及心搏骤停。围术期应在内分泌科医师的指导下,及时调整医嘱,每天应用血糖测试仪监测患者餐前及餐后血糖,使血糖控制相对稳定。

(4)精神及神经系统并存病的处理:高龄股骨转子间患者常因脑血管病后遗症而遗留偏瘫,而且骨折肢体绝大部分为瘫痪侧下肢。对于骨折合并偏瘫侧的肢体,护理十分重要,要将患肢放在一个舒适的位置,避免骨突部位受压,将足踝部置于90°～95°位,并定时对患肢进行按摩,防止血栓性深静脉炎的发生。对老年性痴呆患者及老年性外伤后精神障碍者,要及时观察患者的病情变化,因为该类患者缺乏表达能力,可能躁动不配合治疗或者是白天昏昏欲睡,在夜晚吵闹,出现"颠倒黑白"的现象。对该类患者应请神经内科医师协助治疗,对于外伤后老年反应性精神障碍,症状轻者不需特殊治疗,对躁动严重者,可采用氟哌啶醇5～10 mg,肌肉注射,每晚一次,稳定后改为口服。

(5)慢性肝肾功能不全的处理:慢性肝肾功能不全,主要表现在血浆白蛋白降低、胆红素升高、转氨酶类升高、尿素氮升高、肌酐升高或不同程度的蛋白尿等。对较轻的慢性肝肾功能不全,在不影响手术的情况下,不需特殊治疗,但在用药时应注意,避免应用对肝肾功能有明显影响的药物。在专科医师指导下进行对症治疗,比如应用保肝药物如葡栓内酯、注射用谷胱甘肽等,补充血浆、人血清蛋白等。要求高龄患者的肝肾功能和青壮年相同是不可能的,以不影响手术治疗为原则。

(6)泌尿系统疾病的处理:老年髋部骨折患者伤后常不能自主排尿或有不同程度的排尿困难,尤其是老年男性患者并存前列腺肥大常引起尿潴留或尿失禁,为细菌繁殖创造了条件,容易引起尿路感染。入院后应在严格消毒下,行留置导尿,定时冲洗膀胱,预防尿路感染。老年女性要定时清洗会阴。嘱患者应多饮水,保持足够的尿量以降低感染的机会。

(7)抗生素的应用:对于高龄股骨转子间骨折患者围术期预防肺部及切口感染,均需预防性的应用抗生素。推荐选用对肝肾功能影响较小的头孢类抗生素,用量为成人的1/4～1/3,时间5～7天,术前1天及术中均采用静脉给药。但切记高龄老人勿超量用药,以免引起菌群失调,轻者造成脏器受损,严重者可致命。

(8)入院后即进行患肢皮牵引以减轻疼痛和肌肉痉挛。

(9)麻醉方式可采用全麻或硬膜外麻醉,建议采用神经阻滞麻醉。股骨粗隆部血运丰富,修复能力极强,骨折极少发生不愈合;愈合后也很少发生股骨头坏死等并发症。青壮年患者的治疗方法选择相对容易,但对老年患者,伤前往往已经存在的各种内科疾病,加上骨折创伤的影响,无论采用何种治疗方法,对老年患者本身都是一种风险。粗隆间骨折的非手术治疗基本已放弃使用。在 60 年代,Horowitz 报告粗隆骨折采用牵引治疗的死亡率高达 34.6%,而采用手术内固定治疗的死亡率仅为 17.5%。手术治疗可以使患者早期开展功能锻炼,极大的降低长期卧床的并发症,并显著降低了病死率。对于那些一般状况太差,不能耐受麻醉和手术打击的患者,才考虑保守治疗。

(二)手术治疗

手术治疗的目的是骨折复位、坚强固定、早期离床活动,减少因长期卧床带来的各种并发症。不同骨科医师在治疗原则方面并无太大差别,但在内固定的选择和临床经验的丰富程度等方面却存在着很大的差别。老年股骨转子间骨折的手术治疗主要有三类。

第Ⅰ类:股骨近端髓外固定。包括动力髋螺钉 DHS、动力髁螺钉 DCS、角接骨板等。

第Ⅱ类:股骨近端髓内固定。包括 PFN、PFNA、重建钉、Gamma 钉等。

第Ⅲ类:人工关节置换。包括人工股骨头置换和人工全髋关节置换。

1.股骨近端髓外固定系统

髓外固定系统包括角接骨板、解剖接骨板、麦氏鹅头钉、动力髋螺钉 DHS、动力髁螺钉 DCS 等。角接骨板固定应用较早,因对骨折近端把持力及支撑力相对较弱,且操作复杂,现在基本不用了。滑动加压螺钉加侧方接骨板系统最早于 20 世纪 60 年代应用临床,经不断改进后得以推广。DHS 固定系统能使骨折端产生滑动加压,利于骨折愈合。

DHS 起源于 20 世纪 70 年代,具有动力加压作用,可保持股骨良好的颈干角,允许患者早期部分或完全负重。其缺点是创伤大、出血多,力学上为偏心固定,力臂长、弯矩大;对于不稳定型骨折,尤其是后内侧皮质不完整者,压应力难以通过股骨距传导,内植物承受较大的应力。过早负重行走易形成髋内翻,甚至发生 DHS 侧板断裂等严重的并发症,另外 DHS 的抗旋转能力较差,早期负重易发生旋转移位。

DHS 的手术效果与骨折类型、头颈螺钉的位置,以及骨质疏松的程度等情况相关。Henrik 等报道了 214 例 DHS 患者,后内侧骨皮质完整者仅 3%需要再手术,不完整者的再手术率为 22%。后内侧骨皮质是否完整可以作为再手术的判断指标之一。综合文献报道,DHS 的手术并发症率为 10%~20%,包括切割、断裂、退钉与移位分离等,其中切割是最常见的并发症。骨折的不稳定性、严重骨质疏松、复位欠佳、拉力螺钉位置不合适等是发生螺钉切割的主要原因。通常认为拉力螺钉的位置和深度至关重要,但关于拉力螺钉置放何处更合理,尚存在不同观点。有人主张拉力螺钉应该打到股骨头关节下软骨1 cm以内,正位片在股骨颈中下1/3,侧位应在股骨颈的中央或稍偏后的位置,位于张力骨小梁和压力骨小梁的交叉部位。应避免拉力螺钉在股骨头颈上方固定。其原因是:①股骨头内上方骨质薄弱,内固定难以牢固,切割发生率较高;②外侧骺动脉位于股骨头上方偏后,该动脉供应股骨头大部分血运,拉力螺钉内上方置放极易损伤外侧骺动脉而引起股骨头缺血坏死。Baumgaertner等研究了118例滑动加压螺钉加侧方接骨板固定的股骨转子间骨折,TAD值(TAD是指在矫正放大率后,正侧位X线片上所测得的拉力钉尖端到股骨头顶点的距离的总和)<20 mm组无一例发生切割,而TAD值>50 mm组切割率高达60%,因此他们认为TAD值>25 mm时,更易出现股骨头切割。

大量的文献报道认为,DHS尽管可以在骨折端产生动力加压,促进骨的愈合,但其抗旋转能力不足。对于粉碎性后内侧皮质不完整者,压应力难以通过股骨距传导,内植物上应力增大,过早负重行走易形成髋内翻。另外它不能有效抗旋转,早期负重易发生旋转移位,因此更适合于稳定型粗隆间骨折的内固定。对逆粗隆间骨折或粗隆下骨折而言,因内收肌的牵拉作用致使骨折远端向内侧移位,臀中小肌等的牵拉作用,致使骨折近端屈曲、外旋、外展移位,骨折端产生较大的剪力,内固定很容易失效或折断。Haidukewych等报道,逆粗隆骨折应用DHS后,其失败率24%~56%,应视为DHS的禁忌证。

2.DHS手术操作要点。

(1)体位:患者仰卧于骨折复位床,两腿之间于会阴部放置带衬垫、可透X线的对抗牵引柱。健肢髋关节屈曲外展置于大腿支架上,用衬垫保护健肢的腓总神经;或者将健肢足部固定在骨折床一侧下肢牵引臂的足托上,使之处于较大的外展位,同样将患肢足部固定在骨折手术床的另一下肢牵引臂上,牵引患肢。这两种体位都允许使用C型臂X线机在患者的两腿之间定位,以获取前后位或侧位像,同时应将C型臂置于垂直的透明隔离单的有菌侧。术前应核实前后位和真正的侧位像是否合适。

患侧髋部常规消毒液消毒。髋部外侧髂嵴至大腿远端铺单,术区呈四方形。要注意巾钳的放置,术中透视时其影像不能与骨折重叠。可用皮肤钉或缝线将手术铺单固定于患者身体上,且不影响术中透视图像。用一个垂直的布单隔离C型臂透视机,而不单独铺单。在预计的切口皮肤处直接贴一块透明的手术贴膜,允许术者在术中更方便地调节 X 线透视机的位置。

(2)复位方法:通常为闭合复位。通常粗隆间骨折可在中立位或稍内旋位复位。仔细调节牵引即可获得复位,避免过度牵引以防止外翻。摄 X 线片或用影像增强 C 型臂 X 线机检查前后位、侧位骨折复位,应特别注意内侧及后侧骨皮质的接触情况。此时可估测股骨颈相对地面的前倾角。

(3)手术入路:做股骨近端外侧入路,切口自股骨大粗隆向远方延伸。切口长度根据所使用的内固定器长度而定。从外侧肌间隔上分离股外侧肌时,应仔细电凝股深动脉穿支。

(4)插入导针:所用接骨板角度不同,导针插入点也不同。臀大肌骨性止点的近端与小粗隆尖(股外侧肌附着点以下约 2 cm 处)能帮助判定 135°接骨板的导针进针点。如果选用角度更大的接骨板,套筒角度每增加 5°,进针点应向远端移动 5 mm。将尖端为 3.2 mm 的螺纹导针与电钻连接。如果在插入导针以前已确定接骨板角度,于股骨外侧皮质中间放置合适的固定角度导向器,使导针从指定进针点插入。导向器务必与外侧皮质平行紧贴,以保证角度的准确(图 5-3A)。导针朝向股骨头的顶点,即位于股骨颈中心并与之平行的直线和股骨头软骨下骨的交叉点。侧位像上导针亦位于中心位置。应避免导针向周边任何方位偏斜。因为只有当导针在正侧位上均位于中心位时,拉力螺钉才能安全地拧入距关节面下 10 mm 的位置,而没有穿入关节的危险。如果未用导向器而徒手插入导钉,可先在外侧皮质上以孔钻开窗。确认导针尖端在前后位、侧位像上位置均正确后,应用可调节角度的导向器确定接骨板的合适角度(图 5-3B)。

如螺钉处于中央且深部足够,可在骨质最佳处获得可靠的把持力,还可使螺钉能有最大限度的塌陷而不产生螺纹与套筒的碰撞,这二种因素可减少内固定力学失败的危险。应在前位、后位、侧位透视像上细心检查导针的位置与股骨头顶点的关系。如果观察到哪个影像上出现导针偏斜或过浅,应调整导针方向。导针满意就位后,确定所需拉力螺钉的长度和扩孔的深度(图 5-3C)。一般体型的成人使用 135°接骨板,导针进入股骨内的长度通常为 95 mm。

可使用导针定位器在第一根导针的近端 3 mm 处另外插入一根平行的 3.2 mm 导针(图 5-3D)。借此临时固定不稳定性骨折及股骨颈基底部骨折,前者扩孔后如果导针退出会出现复位丢失,后者在拧入螺钉时股骨头可能旋转。如要使用 6.5 mm 空芯钉作为最终的防旋转固定,此定位器也可使用 2.4 mm 导针。

（5）股骨扩孔：个别情况下，扩孔器退出，可将导针带出。为减少其退出，不应在导针的螺纹部位扩孔。插入导针并测量出拉力螺钉的长度后，可将导针再向软骨下骨前进5 mm。严格按测量好的拉力螺钉长度进行扩孔，并按此长度选择拉力螺钉。另外，也可先将导针插入软骨下骨，再测量长度，设定扩孔器较此长度短5 mm，按扩孔深度选择拉力螺钉。

按照拉力螺钉的长度，设置电动扩孔钻的深度，然后开始扩孔，直到自动阻挡器的远侧缘抵住外侧皮质时停止（图5-4A）。扩孔时，应保持与导针在同一轴心，以免折弯导针，在扩孔结束时应行透视检查，确定导针未进入至盆腔内或随扩孔器退出。如果导针无意中退出，则需倒转导针定位器插入股骨，重新打入导针（图5-4B）。

如果选择短套筒的Riehards加压髋螺钉，应按拉力螺钉的长度再加上5 mm来设置电动扩孔器深度。为避免钻头穿出，当套筒扩孔器上的短套筒凹槽标志抵达外侧骨皮质时，应注意停止钻孔（图5-4C）。

如愿意，可用接骨板试模、试模手柄来确认接骨板的合适角度（图5-4D）。在徒手打入导针时，试模更加有用，因为徒手操作的角度通常介于两个标准角度之间，用试模可确定接骨板的最佳角度。

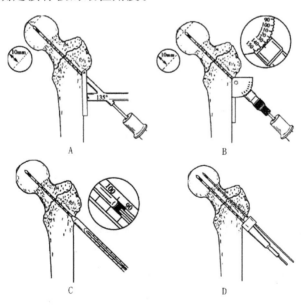

图5-3 粗隆间骨折加压滑动髋螺钉内固定

A.导向器平行紧贴于外侧皮质骨以确保角度的准确；B.由量角器量合适的接骨板角度；C.测定拉力螺钉长度；D.插入平行的导针

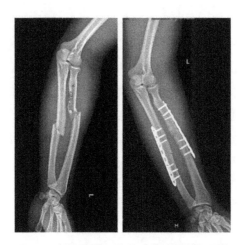

图 5-4　粗隆间骨折的加压滑动髋螺钉固定

A.用电动联合扩孔钻对股骨扩孔；B.如果无意中退出导针，则倒转导
针定位器，重新插入导针；C.使用短套筒接骨板时，电动联合扩孔钻的
设置；D.用接骨板、手柄模件确定合适的接骨板角度

(6)股骨头攻丝：一般说来，插入疏松骨质的螺钉不需要攻丝，但对于年轻的患者或异常硬化的骨质应进行攻丝，这既可避免扳手扭力过大，也可降低在最后拧入螺钉时股骨头骨折块无意中旋转错位的危险性。将拉力螺钉的攻丝锥与便捷"T"形手柄连接，按拉力螺钉的长度设定攻丝深度。将攻丝锥插入钉道的扩孔部分，将皮质导向器滑入股骨外侧皮质内。当攻丝锥自动阻挡器的前部与皮质导向器相抵时即停止攻丝。

(7)选择拉力螺钉：按直接测量尺所测长度选取的拉力螺钉完全拧入后，使用加压螺钉可允许拉力螺钉有 5 mm 的加压移位，或在拉力螺钉杆退出套筒之前允许骨折处塌陷 5 mm。如期望 5 mm 以上的加压移位（或者希望内植物有明显的望远镜效应），则使用一个较短的拉力螺钉；拉力螺钉每缩短 5 mm 将增加 5 mm 的加压移位。当使用比直接测量尺所测长度短的拉力螺钉时，一定要将螺钉钻入直接测量所得的深度。如果使用较短的拉力螺钉，可使用加压螺钉将其穿入套筒，或者松开牵引后手法压紧骨折。不可使用比量长度短 10 mm 以上的拉力螺钉，否则套筒无法充分包容此拉力螺钉。这样可能会妨碍拉力螺钉在套筒内的滑移，或者是，如果加压螺钉未在位，可增加拉力螺钉杆从套筒脱出的可能。同样道理，当使用短套筒的接骨板时，也不要使用短于所测长度的拉力螺钉。如果骨质严重疏松，可使用一种螺纹较宽的螺钉，在疏松骨质内能够提供更大的把持力。

(8)植入接骨板和拉力螺钉:将合适的 Classic 接骨板和拉力螺钉装配到 Classic 扳手上。将拉力螺钉连接杆拧入拉力螺钉尾端,直到连接牢固。将 AMB1/Classic 中央套筒套至 Classic 扳手上。将整个装置套进导针,插入已扩好的骨孔内。不可将扳手当杠杆使用。将拉力螺钉拧入,直到预定的深度,用影像增强 C 型 X 线臂机透视检查其位置。

作为标志,使用135°接骨板时,拧入拉力螺钉直至扳手上的环与中央套筒的135°标记平齐;如果使用150°接骨板,同样应拧入拉力螺钉直至扳手上的环与中央套筒的150°标记平齐。其他角度的接骨板应于标记之间的相应位置停止螺钉的拧入。

拉力螺钉每旋转 180°,则前进 1.5 mm。前后位、侧位透视核实拉力螺钉在股骨头内的位置和深度。在螺钉拧入到位后,扳手的手柄必须垂直于股骨干轴线,这样拉力螺钉才能正确地套入接骨板套筒。移去中央套筒,将侧方接骨板套在拉力螺钉的杆上,用接骨板打入器将接骨板安放合适。从拉力螺钉尾部拧下拉力螺钉连接杆并移除扳手,最后移除 3.2 尖端的螺纹导针。

(9)固定接骨板:用持板钳将接骨板固定在骨干上。此时可松开牵引,手法撬压骨折块,尤其是对线良好但又不稳定的骨折。这样能使内侧皮质有一定的初始载荷,在此过程中应再次调整持板钳的位置。

使用 3.4 mm 钻头在联合钻头导向器绿色端(中立位)导引下在骨上钻孔,用测深器量取所需皮质骨螺钉的长度,用自持型的六角起子拧入螺钉。可以将六角起子直接连接到动力源,或连接至任一个便捷把手上,快速拧入螺钉,但最后需要用六角起子手动操作拧紧。可以使用4.5 mm丝锥进行攻丝,但仅在皮质骨特别硬时才有必要。

植入并拧紧所有的螺钉、松开所有的牵引,使用长 19 mm 的加压螺钉进行骨折的加压。如果拉力螺钉拧入的位置较深允许更多的加压,可先使用 28.5 mm 长的加压螺钉,然后换用19 mm长的标准加压螺钉加压,加压螺钉拧入时使用六角起子。使用加压螺钉进行加压时必须小心,加压力量一定不要超过骨质允许的范围。如果使用短套筒侧方接骨板,必须安装加压螺钉,以防止拉力螺钉杆从套筒脱出。

3.术中注意事项

髋拉力螺钉进入股骨头的深度是获得对近端骨折块最大把持力至为重要的因素,股骨头内拉力钉应该打到关节下软骨 1 cm 以内,且位于股骨头中央,同时尖顶距 TAD 应该小于 25 mm。髋拉力螺钉套筒与侧方接骨板的最佳角度一直存在争议。许多作者认为,接骨板角度为150°时最好,因为此时拉力螺钉的角度与股骨颈内的压力骨小梁更为平行。理论上讲,此时螺钉在接骨板套筒内承受的弯曲应力更小,内植物因折弯而断裂的概率更低。但临床上并未发现135°的髋加压螺钉与150°的在加压能力方面有差异。在真正的粗隆间骨折治疗中,接骨板因折弯而出现断裂的报告也极为罕见。150°拉力螺钉植入时其位置容易偏向股骨头上方,要将其准确置于股骨头中心有一定难度,这样会造成螺钉切割股骨头脱出的概率增加。而135°的装置安放容易,且临床效果与150°的类似,因此应用更为广泛。更大角度的接骨板目前仅适用于有严重股骨颈外翻及骨折更靠近远端的患者。

第三节　股骨髁上骨折

发生在腓肠肌起点以上2~4 cm范围内的股骨骨折称为股骨髁上骨折。直接或间接暴力均可造成。膝关节强直而骨质疏松者,由于膝部杠杆作用增加,也易发生此骨折。

一、病因

本类骨折主要为强大的直接暴力所致,如汽车冲撞、压砸、重物打击和火器伤等。其次为间接暴力所致,如自高处落地,扭转性外力等,好发于20~40岁青壮年人。

直接暴力所致骨折多为粉碎性或短斜骨折,而横断骨折较少;间接暴力所致骨折,则以斜行或螺旋形骨折为多见。

二、分型

股骨髁上骨折可分为屈曲型和伸直型,而屈曲型较多见。屈曲型骨折的骨折线呈横形或短斜面形,骨折线从前下斜向后上,其远折端因受腓肠肌牵拉及关节囊紧缩,向后移位。有刺伤腘动静脉的可能。近折端向前下可刺伤髌上囊及前面的皮肤。伸直型骨折也分为横断及斜行两种,其斜面骨折线与屈曲型者相反,从后下至前上,远折端在前,近折端在后重叠移位。此种骨折患者,如腘窝有血肿和足背动脉减弱或消失,应考虑有腘动脉损伤。其损伤一旦发生,则腘窝部短时间进行性肿胀,张力极大,伤处质硬,小腿下1/3以下肢体发凉呈缺血状态,感觉缺失,足背动脉搏动消失。发现此种情况,应提高警惕,宜及早手术探查。如骨折线为横断者,远折端常合并小块粉碎骨折,间接暴力则为长斜行或螺旋形骨折,儿童患者较多见。

三、临床表现与诊断

(一)外伤史

患者常有明确的外伤史,由直接打击或扭转性外力造成,而间接暴力多由高处跌地,足部或膝部着地所造成。

(二)肿痛

伤肢由于强大暴力,致使骨折周围软组织损伤亦很严重,故肢体肿胀明显、剧烈疼痛。

(三)畸形

伤肢短缩,远折端向后旋转,成角畸形。即使畸形不明显,局部肿胀,压痛及功能障碍也很明显。

(四)失血与休克

股骨髁上骨折合并股骨下 1/3 骨折的出血量可达 1 000 mL 以上,如为开放性则出血量更大。刚入院的患者常有早期休克的表现,如精神紧张、面色苍白、口干、肢体发凉、血压轻度增高、脉搏稍快等。在转运过程中处理不当及疼痛,均可加重休克。

(五)腘动脉损伤

股骨髁上骨折及股骨干下 1/3 骨折,两者凡向后移位的骨折端均可能损伤腘动脉,腘窝部可迅速肿胀,张力加大。若为腘动脉挫伤,血栓形成,则不一定有进行性肿胀。腘动脉损伤症状可有小腿前侧麻木和疼痛,其下 1/3 以下肢体发凉,感觉障碍,足趾及踝关节不能运动,足背动脉搏动消失。所有腘动脉损伤患者都有足背动脉搏动消失这一特点,因此在骨折复位后搏动仍不恢复者,即使患肢远端无发凉、苍白、发绀、感觉障碍等情况,亦应立即行腘血管探查术。若闭合复位后仍无足背动脉恢复者,是危险的信号。所以不应长时间保守观察,迟疑不决。如腘动脉血栓形成,产生症状有时较慢而不典型,开始足背动脉搏动减弱,最后消失,容易误诊,延误手术时机。

(六)合并伤

注意患者的全身检查,特别是致命的重要脏器损伤者,在休克时腹部外伤症状常不明显,必须随时观察,反复检查及腹腔穿刺,以免遗漏,对车祸,矿井下事故,常为多发性损伤,应注意检查。

(七)X线片

对无休克的患者,首先拍X线片,以了解骨折的类型,便于立即做紧急处理。如有休克,需待休克纠正后,再做摄片。

四、治疗

髁上骨折治疗方法颇多,据骨折类型选择治疗方案如下。

(一)石膏及小夹板固定

适用于成人无移位的股骨髁上骨折及合并股骨干下1/3骨折的患者。儿童青枝型骨折,可行石膏固定或用4块夹板固定,先在股骨下端放好衬垫,再用4根布带绑扎固定夹板,一般固定6~8周后去除,练习活动,功能恢复满意。

1.优点

无手术痛苦及其并发症的可能,治疗费用低廉可在门诊治疗。

2.缺点

(1)仅适用于无移位骨折及裂纹或青枝骨折。

(2)膝关节功能受限,需一定时间恢复。

(3)可出现压疮,甚则出现腓总神经损伤。

(二)骨牵引加超膝关节小夹板固定

适用于移位的髁上骨折。屈曲型在手法整复后,行髁上斯氏针骨牵引,膝屈至100°的位置上,置于托马斯支架(Thomass)或布朗(Braun)架上,使腓肠肌松弛,达到复位,然后外加超膝关节小夹板固定。

伸直型可采用胫骨结节牵引,牵引姿势、位置同上。在牵引情况下,远折段向相反方向整复,即可复位。如牵引后仍不复位,可在硬膜外阻滞麻醉下行手法整复,勿使用暴力,注意腘血管的损伤,如骨折尖端刺在软组织内,可用撬拨法复位后,外加小夹板固定。屈膝牵引4~6周,牵引期内膝关节不断地进行功能练习,牵引解除后,仍用夹板或石膏托固定,直至骨折临床愈合。牵引复位时间在1~7天内,宜用床边X线机观察。

1.优点

经济、安全、愈合率高,配合早期功能锻炼,减少了并发症。

2.缺点

患者卧床时间较长,有时需反复床边透视、复位及调整夹板或压垫,虽不愈合者极少,但畸形愈合者常见。如有软组织嵌入骨折端,则不易愈合。横断骨折可见过度牵引而致骨折端分离,造成延迟愈合。开放性股骨髁上骨折合并腘动脉、腓总神经等损伤则不宜牵引,需行手术治疗,以免加重血管、神经的损伤。

(三)股骨髁上骨折撑开器固定

本法适用于股骨髁上骨折而无血管损伤者,并且远折段较短,不适宜内固定的患者。在硬膜外阻滞麻醉下,采用斯氏针,分别在股骨髁及股骨近折段各横穿一斯氏针,两针平行,在针的两侧各安装一个撑开器,然后在透视下手法整复,并调整撑开器的长度,待复位后,采用前、后石膏托固定于屈膝位。如骨折处较稳定,可将撑开器转而为加压,使骨折处更为稳定牢固。固定4~6周后拔针,继续石膏固定,直至骨折临床愈合。若手法整复失败,可考虑切开复位,从股骨下端外侧纵切开,直至骨折端,避开腘血管,整复骨折后,仍在骨折的上、下段穿针,外用撑开器,缝合伤口。

1.优点

(1)因髁上骨折的远折段甚短,无法内固定,本法使用撑开器代替牵引,患者可较自由的在床上起坐活动,避免了牵引之苦,是个简单易行的方法。

(2)局部固定使膝关节能早期锻炼避免了关节僵直。

2.缺点

(1)为单平面固定,不能有效防止旋转,需要辅以外固定的夹板或石膏。

(2)可能发生针眼、关节腔感染。

(四)切开复位内固定

股骨髁上骨折的治疗主要有两个问题,一为骨折复位不良时,因其邻近膝关节,易发生膝内翻或外翻或过伸等畸形;二为膝上股四头肌与股骨间的滑动装置,易因骨折出血而粘连,使膝关节伸屈活动障碍,尤以选用前外侧切口放置内固定物、术后石膏固定者为严重,因此,切开复位内固定的要求应当是选用后外侧切口;内固定物坚强并放置于股外侧,术后可不用外固定,尽早练习膝关节活动。

1.槽形角状钢板内固定

适用于各型移位骨折。

(1)方法:患者平卧位,大腿下1/3后外侧切口,其远端拐向胫骨结节的外侧。切开髂胫束,在股外侧肌后缘,股外侧肌间隔前方进入。将股外侧肌拉向前,显露股骨髁上骨折及其股骨外髁部,如需要可切开膝外侧扩张部及关节囊,根据标准 X 线片确定在外髁上与股骨干成直线的槽形角状钢板打入点。先用 4 mm 钻头钻孔,再用 1.5 cm×0.2 cm 薄平凿深入扩大,注意使凿进洞方向与膝关节面平行,将备好的槽形角状钢板的钉部沿骨孔扣入。然后将骨折复位,用骨折固定器固定骨折及钢板的侧部(长臂)。在骨折线远侧的钢板上拧入 1 或 2 枚长螺丝钉,在骨折近端拧入 3~5 枚螺丝钉,反复冲洗切口,逐层缝合,包扎。

(2)优点:角状钢板固定股骨髁上骨折或髁间骨折,与直加压钢板固定的生物力学完全不同。直钢板固定者,骨折移位的应力首先加于螺丝钉上,骨折两端的任何折弯力扭曲力,都使钢板上的螺丝钉向外脱出,钢板折弯,内固定失败,此已为临床多例证实。角状钢板则不然,一骨折远端的负重力扭曲折弯力,首先加于角状钢板的髁钉,再通过角部,传达到侧部。钢板将应力分散传递至多枚螺丝钉上,由于应力分散,而钢板及每一螺丝钉所承受的应力较小。股骨髁上骨折的变形,受肌肉牵拉易发生外弓及后弓。负载力及折弯力均使钢板角部的角度变小,使侧部更贴紧骨皮质,不会将螺丝拔出,因而固定牢固,不需外固定,满足了临床膝活动的需要。

(3)缺点:①操作技术要求高,要求钢板钉部与膝关节面平行,同时长臂也要在股骨干轴线上,否则,内固定失败;②角部为应力集中点易出现断裂;③安装不当或金属疲劳易出现膝内翻畸形;④不宜过早负重。

2.股骨下端内及外侧双钢板固定

(1)适应证:本法适用于股骨髁上骨折其远折段较长者,具体说远折段至少要有固定两枚螺丝的长度,才能应用。如远折段过短采用上述的撑开器固定法。

(2)麻醉与体位:麻醉方法同上,患者侧卧 45°位于手术台上伤肢下方置搁腿架,取股骨下端外侧切口时较为方便。若做股骨下端内侧切口,则需将大腿外旋,并调整手术台的倾斜度,暴露亦很清楚。如合并腘动脉损伤需做探查术,可将患者侧卧 45°的位置改变为 90°的侧卧位,如此腘窝便可充分暴露。

(3)手术方法:切口在股骨下端后外侧,同上方法做一纵向切口,长约14 cm,待进入骨折端后,再做内侧切口,是从股骨内收肌结节处向上沿股内侧肌的后缘延长,约 12 cm 即可。

从外侧切口开始,切开阔筋膜,经股外侧肌与股二头肌之间进入骨折端,注意避开股骨后侧的腘血管,并妥加保护,防止误伤。内侧切口在股内侧肌后缘分离进入骨折端,骨膜勿过多的剥离。整复骨折后取 12 cm 以上的 6~8 孔普通接骨钢板两块,弯成弧形,或取两块髁部解剖钢板,使与股骨下端的弧度相适应,将钢板置于股骨下端的内、外侧,两侧钢板的最下一孔,相当于股骨髁部,由外向内横钻一孔,取70～75 mm的骨栓先行安装固定,然后检查双侧钢板弧度是否与股骨密贴,并加以调整。双侧钢板的最上孔不在同一平面上,因为外侧钢板较直,内侧钢板较弯,所以由外向内钻孔时略斜,即内侧稍低,最好以40～45 mm的短骨栓固定为牢固。其余钉孔,在内、外侧交替以螺丝钉固定。在钢板下端第2孔,因该处股骨较宽,故左、右各以1枚螺丝钉固定,从而制止远折段的旋转移位。缝合两侧伤口不置引流。外加长腿前、后石膏托固定。手术后抬高患肢是必要的,将下肢以枕垫之或以布朗架垫之,有利于静脉回流。另一种情况术后不上石膏托,为对抗股部肌肉的拉力,可行小腿皮肤牵引2～3周后拆除,再以石膏管形固定。术后进行功能锻炼。

(4)优点:手术时钢板的上、下端采用骨栓固定较为牢固,不易松动滑脱,钻孔时方向一定要准确,两个骨栓上、下稍斜,但基本上是平行的。由于钢板在股骨下端的内、外两侧,不影响髌骨的滑动,固定合理,有利于骨折的愈合,最大限度减少伸膝装置的破坏,使关节功能恢复较好。

(5)缺点:①两侧切口创伤较大,钢板取出时亦较费事;②术后需外固定,可致膝关节功能障碍,需较长时间恢复。

第四节 股骨髁间骨折

股骨髁间骨折是指股骨内、外髁或双髁遭受外力后引起的骨折,占全身骨折脱位的 0.4％～0.5％,以青壮年男性居多,女性和老年人少见。因本病属关节内骨折,复位要求较高,且预后较股骨髁上骨折差。可合并腘血管和/或神经损伤。

一、诊断

(一)病史

有明显外伤史。

(二)症状和体征

(1)伤后患肢疼痛明显,移动肢体时显著加重。

(2)不能站立与行走,膝关节局部功能障碍。

(3)患侧大腿中下段及膝部高度肿胀,可见皮肤瘀斑。

（4）股骨髁部压痛剧烈。

（5）骨折局部有骨异常活动及骨擦感。

（6）伤膝可有内、外翻畸形，并可能有横径或前后径增宽，骨折局部可出现不同程度的成角、短缩及旋转畸形。

（三）辅助检查

（1）X线检查：常规应给予前后位与侧位X线片，可明确诊断骨折类型。

（2）怀疑有复杂关节软骨或韧带损伤者可给予CT或MRI检查。

二、分型

AO骨折分类法。髁间骨折即为AO股骨远端骨折之B型（部分关节骨折）和C型（完全关节骨折），其亚分型如下。

（一）B型（部分关节骨折）

（1）B1：股骨外髁，矢状面。①简单，穿经髁间窝；②简单，穿经负重面；③多折块。

（2）B2：股骨内髁，矢状面。①简单，穿经髁间窝；②简单，穿经负重面；③多折块。

（3）B3：冠状面部分骨折。①前及外片状骨折；②单髁后方骨折（Hoffa）；③双髁后方骨折。

（二）C型（完全关节骨折）

（1）C1：关节简单，干骺端简单。①"T"或"Y"形，轻度移位；②"T"或"Y"形，显著移位；③"T"形骨骺骨折。

（2）C2：关节简单，干骺端多折块。①完整楔形；②多折块楔形；③复杂。

（3）C3：多折块关节骨折。①干骺端简单；②干骺端多折块；③干骺端及骨干多折块。

三、治疗

（一）非手术治疗

1.皮肤牵引

（1）适应证：患者全身情况不能耐受手术或整复，血糖控制不佳的糖尿病患者及小儿，简单骨折，皮肤必须完好。

（2）操作方法：将宽胶布条或乳胶海绵条粘贴在患肢皮肤上或利用四肢尼龙泡沫套，利用肌肉在骨骼上的附着点将牵引力传递到骨骼上，牵引重量不超过5 kg。皮肤有损伤、炎症及对胶布过敏者禁用。牵引期间应定时检查牵引的胶布粘贴情况，定期复查X线片，及时调整牵引重量和体位。一般牵引时间为

2～4周,骨折端有纤维性连接后,更换为石膏固定,以免卧床时间太久,不利于功能锻炼。

2.**骨牵引**

(1)适应证:不愿手术或皮肤条件不具备外固定支架以及手术治疗的股骨髁部骨折患者,B1、B2、C1、C2型骨折。

(2)操作方法:局麻下行患侧胫骨结节骨牵引,将伤肢置于牵引架上,屈髋20°～30°,屈膝15°～25°牵引,牵开后视情形行手法整复,夹板外固定。或先采用推挤叩合手法使双髁复位,局麻下用钳夹经皮将双髁固定,将牵引绳连于钳夹上,使之变为股骨髁部牵引,将患肢置于牵引架上视情况行半屈膝位或屈膝位牵引,待牵开后行手法整复夹板外固定。骨折端有纤维性连接后,更换为石膏固定。

3.**手法整复外固定**

(1)适应证:闭合或未合并血管神经损伤的部分B1、B2、C1型骨折。

(2)操作方法:根据受伤机制,采用推挤叩合手法使骨折复位,可用超膝关节夹板或石膏托固定患膝于功能位,一般固定6～8周。通常在胫骨平台后外侧缘以及腓骨颈的部位容易造成腓总神经的压迫致伤,因此石膏固定的时候一定在此部位多垫一些石膏棉。固定期应注意夹板和石膏的松紧度,并定时行X线检查,发现移位应随时调整夹板,或重新石膏固定。

4.**手法整复经皮钢针内固定法**

(1)适应证:适用于B1、B2和部分C1型骨折。

(2)操作方法:行坐骨神经、股神经阻滞麻醉,严格无菌,透视下先采用推挤叩合手法使骨折复位,然后经皮将3 mm骨圆针击入固定,一般需要2～3枚骨圆针。

5.**骨外固定器固定法**

(1)适应证:适用于B1、B2和C1、C2型骨折。

(2)操作方法:可选用单边外固定器、股骨髁间调节固定器、孟氏骨折复位固定器或半环槽复位固定器行整复固定。

6.**经皮钳夹固定法**

(1)适应证:适用于B1、B2型骨折。

(2)操作方法:行坐骨神经、股神经阻滞麻醉,严格无菌,透视下先采用推挤叩合手法使骨折复位,经皮钳夹固定,术后用长腿石膏固定4～6周。

(二)手术治疗

1.**切开复位螺钉、螺栓内固定法**

(1)适应证:B1、B2和B3型骨折。

(2)操作方法:常选用硬膜外阻滞麻醉,依骨折部位选用膝部前内、前外、后内、后外侧入路,清理骨折端,复位骨折,用螺钉、螺栓或松质骨螺钉内固定。注意用螺钉内固定时近端孔应钻成滑动孔使之成为拉力螺钉,用松质骨螺钉内固定时螺纹必须全部穿过骨折线,钉尾及钉尖不能露出关节面外。

2.切开复位动力髁螺钉内固定法

(1)适应证:部分 C1、C2 型骨折。

(2)操作方法:采用连续硬膜外麻醉,患侧大腿下段前外侧绕髌切口,显露并清理骨折端,首先复位髁部骨折,骨圆针临时固定,再复位髁上骨折,动力髁螺钉固定。主螺钉应距远端关节面 2 cm,方向与远端关节面及内、外髁前侧关节面切线相平行。

3.切开复位股骨髁部支撑钢板内固定法

(1)适应证:C1、C2、C3 型股骨髁部骨折。

(2)操作方法:切开复位方法同上。选择合适长度的钢板,要求骨折近端应至少置入 4 枚螺钉。注意钢板的准确放置,远端放置不能偏前,以免高出于股骨外髁关节面,影响髌骨关节活动。

4.切开复位逆行交锁钉内固定法

(1)适应证:部分 C1、C2 型骨折。

(2)操作方法:采用硬膜外麻醉或全麻,选择合适长度及直径的逆行交锁钉,首先复位髁部骨折,骨圆针临时固定,再复位髁上骨折,置入髓内钉。要求置钉时进针点必须准确,骨折良好复位,必要时一期良好植骨,术后早期进行功能锻炼。

(三)药物治疗

围绕骨折各个时期应用西药对症处理。

(四)康复治疗

1.功能锻炼

股骨髁部骨折在良好复位与坚强固定的条件下,强调早期有效的功能活动。常用的功能锻炼疗法如下。

(1)术后早期的主动及被动的关节活动度训练:股骨髁部骨折为关节内骨折,由于骨折部和股四头肌粘连加之关节内积血机化后的关节内粘连等,对膝关节的预后功能影响较大,故初始就应注意膝关节的功能锻炼,即筋骨并重原则。术后早期即应加强足踝部的屈伸活动及股四头肌的收缩,并及早实施被动活动髌骨关节,预防髌骨关节粘连,基本类似股骨髁上骨折,但更强调通过股骨滑车关节面在胫骨平台上的滚动以模造关节面。术后3周即可在卧床及保护下练习膝关节伸展运动,既可减轻膝关节粘连,又能预防股四头肌萎缩。6~8周骨折达到临床愈合后,可加大膝关节伸曲活动度,待骨折愈合牢固后,即可进行床沿屈膝法练习,继而下地在保护下训练起蹲运动等。

(2)持续被动运动:为预防股骨髁部骨折后关节制动导致的僵硬及蜕变,亦可遵从 Salter 提出的该方法。

2.物理疗法

(1)电疗:目前常用的仪器有骨创伤治疗仪、KD-Ⅲ治疗仪等,效果显著。

(2)其他物理疗法:包括光疗、水疗、冷疗等,多结合有具体药物应用,需康复专业技术人员参与执行。

第五节 股骨干骨折

股骨干骨折是指股骨小转子下2~5 cm 至股骨髁上2~5 cm 的骨干骨折。

一、诊断

(一)病史

多有明显外伤史。多数骨折由强大的直接暴力所致,如打击、挤压等;一部分骨折由间接暴力引起,如杠杆作用、扭转作用、高处跌落等。前者多引起横断或粉碎性骨折,而后者多引起斜形或螺旋形骨折。儿童的股骨干骨折多为不全或青枝骨折,成人闭合性股骨干骨折后,内出血量可达1 000~1 500 mL,开放性骨折则出血量更多。

(二)症状和体征

伤后肢体剧烈疼痛,不能站立,主动活动丧失,被动活动剧痛。局部严重肿胀、压痛,功能障碍,大多数患者可有明显短缩、成角及外旋畸形,以及骨异常活动及骨擦感。上段骨折可合并髋关节脱位;下段骨折可合并血管神经损伤及膝部损伤;部分患者早期因失血量大或剧烈疼痛可发生创伤性休克,极少数患者有发生脂肪栓塞综合征的可能;因交通创伤造成的股骨干骨折常合并其他部位的损伤,如髋关节脱位、股骨颈及股骨转子间骨折。

(三)辅助检查

X线检查可明确诊断及骨折类型,特别重要的是检查股骨转子及膝部体征,以免遗漏同时存在的其他部位的损伤。

二、分型

(一)根据骨折的形状分为5种类型

(1)斜形骨折:大多数由间接暴力引起,骨折线为斜形。

(2)螺旋形骨折:多由强大的旋转暴力引起,骨折线呈螺旋状。

(3)横断骨折:大多数由直接暴力引起,骨折线为横形。

(4)粉碎性骨折:骨折片在3块以上者,如砸压伤。

(5)青枝骨折:断端没有完全断离,多见于儿童。

(二)根据骨折部位分为3种类型

(1)股骨干上1/3骨折。

(2)股骨干中1/3骨折。

(3)股骨干下1/3骨折。

三、治疗

(一)非手术治疗

1.小夹板固定

(1)适应证:无移位或移位较少的新生儿产伤骨折。

(2)操作方法:将患肢用小夹板固定2～3周。对移位较大或成角较大的骨折,可行牵引配合夹板固定。因新生儿骨折愈合快,自行矫正能力强,轻度移位或成角可自行矫正。

2.悬吊皮牵引法

(1)适应证:3岁以下儿童。

(2)操作方法:将患儿的两下肢用皮肤牵引,两腿同时垂直向上悬吊,其重量以患儿臀部稍稍离床为度。牵开后可采用对挤、叩合、端提捺正手法使骨折复位,然后行夹板外固定,一般牵引4周左右。

3.水平皮牵引法

(1)适应证:4～8岁的患儿。

(2)操作方法:用胶布贴于患肢骨折远端内、外两侧,用绷带缠绕患肢放于垫枕或托马斯支架上,牵引重量 2~3 kg。上 1/3 骨折屈髋 50°~60°,屈膝 45°,外展 30°位牵引,必要时配合钢针撬压法进行复位固定;中 1/3 骨折轻度屈髋屈膝位牵引;下 1/3 骨折行屈髋屈膝各 45°牵引,以使膝后关节囊、腓肠肌松弛,必要时行一针双向牵引,即在牵引针上再挂一牵引弓向前牵引复位,减少骨折远端向后移位的倾向。4~6 周X线复查视骨折愈合情况决定是否去除牵引。

　　4.骨牵引法

　　(1)适应证:8~12 岁的儿童及成年患者。

　　(2)操作方法:中 1/3 骨折及远侧骨折端向后移位的下 1/3 骨折,用股骨髁上牵引;骨折位置很低且远端向后移位的下 1/3 骨折,用股骨髁间牵引;上 1/3 骨折及骨折远端向前移位的下 1/3 骨折,用胫骨结节牵引。儿童因骨骺未闭,可在髌骨上缘 2~3 横指或胫骨结节下 2~3 横指处的骨皮质上穿针牵引。儿童牵引重量约为 1/6 体重,时间约 3 周;成人牵引重量约为 1/7 体重,时间 8~10 周。上 1/3 骨折应置于屈髋外展位,中 1/3 骨折置于外展中立位,下 1/3 骨折远端向后移位时应置于屈髋屈膝中立位,同时用小夹板固定,第一周床边 X 线照片复查对位良好,即可将牵引重量逐渐减轻至维持重量(一般成人用 5 kg,儿童用 3 kg)。若复位不良,应调整牵引的重量和方向,检查牵引装置和夹板松紧,保持牵引效能和良好固定,但要防止过度牵引。对于斜形、螺旋形、粉碎性及蝶形骨折,于牵引中自行复位,横断骨折的复位可待骨折重叠纠正后施行,须注意发生"背对背"错位者,应辅以手法复位。牵引期间应注意患肢功能锻炼。

　　(二)手术治疗

　　1.闭合髓内针内固定

　　(1)适应证:股骨上及中 1/3 的横、短斜骨折,有蝶形骨折片或轻度粉碎性骨折及多发骨折。

　　(2)操作方法:术前先行骨牵引,重量为体重的 1/6,以维持骨折的力线及长度,根据患者全身情况,在伤后 3~10 天手术。在大转子顶向上做短纵形切口,长3~4 cm,显露大转子顶部。在大转子顶内侧凹陷的外缘,在 X 线电视监视下插入导针,进入骨髓腔达骨折线处,复位后,沿导针打入髓内针通过骨折线进入远折端。

　　2.切开复位,加压钢板内固定

　　(1)适应证:股骨干上、中、下 1/3 段横形、短斜形骨折。

　　(2)操作方法:手术在平卧位进行,大腿外侧切口,在外侧肌间隔前显露股骨干外侧面,推开骨膜后,钢板置于股骨干外侧。

3.角翼接骨板内固定

(1)适应证:对髓内针不能牢固固定的股骨下 1/3 骨折。

(2)操作方法:同切开复位加压钢板内固定,此接骨板有角翼,可同时在两个平面进行固定,此钢板应置于股骨干的外侧及前外侧。

4.带锁髓内针内固定

(1)适应证:适用于几乎所有类型的股骨干骨折,尤其适用于股骨中下 1/3 骨折及各段粉碎性骨折。

(2)操作方法:术前实施骨牵引 1 周,患者平卧或侧卧位,在牵引及 G 形或 C 形臂 X 线机监视下进行,手法复位后从大转子内侧插入导针,经骨折部达骨髓腔远端。借助瞄准器于大转子下向小转子方向经髓内针近侧横孔穿入 1～2 枚螺丝钉,锁住髓内钉。在髁上横孔经髓内针穿入 1～2 枚螺丝钉锁住远端。术后即可在床上活动,4～5 天依据骨折类型可适当扶拐下地活动。

(三)药物治疗

对开放性骨折出血过多或休克者,应用敏感抗生素抗菌消炎及液体支持疗法,输入成分血或全血。择期手术治疗,术前半小时预防性应用抗生素,术后一般应用 3 天。合并其他内科疾病应给予对症药物治疗。

(四)康复治疗

早期进行股四头肌舒缩锻炼及踝关节伸屈活动,2～3 周行牵引的患者则可撑臀、抬臀,逐渐大范围伸屈髋膝关节。行手术内固定者,视固定的可靠程度及折端愈合情况决定下床活动时间。去除牵引或外固定架后,可在小夹板保护下在床上锻炼 1～2 周,然后扶双拐下床逐渐负重活动。

第六节　股骨远端骨折

股骨远端骨折不如股骨干和髋部骨折常见,在这类骨折中,严重的软组织损伤、骨折端粉碎、骨折线延伸到膝关节和伸膝装置的损伤常见,这些因素导致多数病例不论采用何种方法治疗其效果都是不十分满意。在过去 20 年,随着内固定技术和材料的发展,多数医师采用了各种内固定方法治疗股骨远端骨折。但股骨远端区域的由于皮质薄、骨折粉碎、骨质疏松和髓腔宽等,使内固定的应用相对困难,有时即使有经验的医师也难以达到稳定的固定。虽然好的内固定方法能改善治疗的效果,但手术治疗这类骨折,远未达到一致的满意程度。

一、骨折分类

股骨远端骨折的分类还没有一个被广泛接受,所有分类都涉及关节外和关节内和单髁骨折,进一步根据骨折的移位方向和程度、粉碎的数量和对关节面的影响进行分类。解剖分类不能着重强调影响骨折治疗效果因素。

简单的股骨远端的分类是 Neer 分类,他把股骨髁间再分成以下类型:Ⅰ移位小、Ⅱ股骨髁移位包括内髁(A)外髁(B)、Ⅲ同时合并股骨远端和股骨干的骨折,这种分类非常概括,对医师临床选择治疗和判断预后不能提供帮助。

Seinsheimer 把股骨远端 7 cm 以内的骨折分为 4 型。

Ⅰ型:无移位骨折(移位<2 mm 的骨折)。

Ⅱ型:涉及股骨髁,未进入髁间。

Ⅲ型:骨折涉及髁间窝,一髁或两髁分离。

Ⅳ型:骨折延伸到股骨髁关节面。

AO 组织将股骨远端分为 3 个主要类型:A(关节外);B(单髁);C(双髁)。每一型又分成 3 个亚型;A1,简单两部分骨折;A2,干楔形骨折;A3,粉碎骨折;B1,外髁矢状面骨折;B2,内髁矢状面骨折;B3,冠状面骨折;C1,无粉碎股骨远端骨折("T"形或"Y"形);C2,远端骨折粉碎;C3,远端骨折和髁间骨折粉碎。从 A 型到 C 型骨折严重程度逐渐增加,在每一组也是自 1～3 严重程度逐渐增加(图 5-5)。

二、临床表现

(一)病史和体检

仔细询问患者的受伤原因,明确是车祸还是摔伤,对于车祸创伤的患者必须对患者进行全身检查和整个受伤的下肢检查:包括骨折以上的髋关节和骨折以下的膝关节和小腿,仔细检查血管-神经的情况,怀疑有血管损伤用 Doppler 检查,必要时进行血管造影。检查膝关节和股骨远端部位肿胀、畸形和压痛。活动时骨折端有异常活动和骨擦感,但这种检查没有必要,应迅速进行 X 线检查。

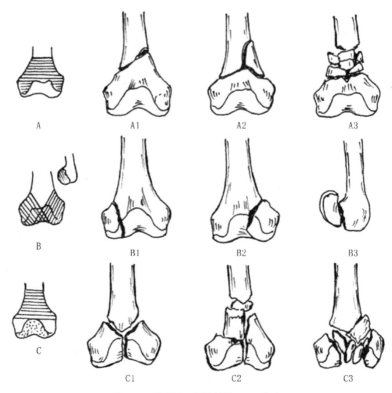

图 5-5　股骨远端骨折的 AO 分类

(二)X 线检查

常规摄膝关节正侧位片,如果骨折粉碎,牵引下摄正侧位骨折的形态更清楚,有利于骨折的分类,当骨折涉及膝关节骨折粉碎和合并胫骨平台骨折时,倾斜 45°片有利于明确损伤范围,股骨髁间骨折进行CT 检查可以明确软骨骨折和骨软骨骨折。车祸所致的股骨远端骨折应包括髋关节和骨盆正位片,除外这些部位的骨折。如果合并膝关节脱位,怀疑韧带和半月板损伤,可进行 MRI 检查。正常肢体的膝关节的正侧位片对制订术前计划非常有用,有明确的膝关节脱位,建议血管造影,因为这种病例有 40% 合并血管损伤。

三、治疗方法

(一)非手术治疗

传统非手术治疗包括闭合复位骨折,骨牵引和管形石膏,这种方法患者需要卧床,治疗时间长、花费大,不适合多发创伤和老年患者。闭合治疗虽然避免了手术风险,但经常遇到骨折畸形愈合和膝关节活动受限。

股骨远端骨折非手术治疗的适应证:不合并关节内的骨折。相关指征为:①无移位或不全骨折;②老年骨质疏松嵌插骨折;③无合适的内固定材料;④医师对手术无经验或不熟悉;⑤严重的内科疾病(如心血管、肺和神经系统疾病);⑥严重骨质疏松;⑦脊髓损伤;⑧严重开放性骨折(Gustilo Ⅲ B 型);⑨部分枪伤患者;⑩骨折合并感染。

非手术治疗的目的不是要解剖复位而是恢复长度和力线,由于骨折靠近膝关节,轻微的畸形可导致膝关节创伤性关节炎的发生。股骨远端骨折可接受的位置一般认为在冠状面(内外)不超过 7°畸形,在矢状面(前后)不超过 10°畸形,短缩 1~1.5 cm 一般不影响患者的功能,关节面移位不应超过 2 mm。

(二)手术治疗

由于手术技术和内固定材料的发展,在过去 25 年移位的股骨远端骨折的内固定治疗已被广泛接受,内固定的设计和软组织处理以及应用抗生素和麻醉方法的改进结合使内固定更加安全可靠。从 1970 年后,所有比较手术和非手术治疗结果的文献均表明用内固定治疗效果要好。

1.手术适应证及禁忌证

股骨远端骨折的手术目的是达到解剖复位、稳定的内固定、早期活动和早期进行膝关节的康复锻炼。这类损伤内固定比较困难。毫无疑问进行内固定有获得良好结果的机会,但内固定的并发症同样可带来较差的结果,不正确应用内固定其结果比非手术治疗还要差。

(1)由于手术技术复杂,需要完整的内固定材料和器械和有经验的手术医师及护理和康复。①手术适应证:移位关节内骨折、多发损伤、多数的开放性骨折、合并血管损伤需修补、严重同侧肢体损伤(如髌骨骨折、胫骨平台骨折)、合并膝重要韧带损伤、不能复位的骨折和病理骨折。②相对适应证:移位关节外股骨远端骨折、明显肥胖、年龄大、全膝置换后骨折。

(2)禁忌证:严重污染开放性骨折ⅢB、广泛粉碎或骨缺损、严重骨质疏松、多发伤患者一般情况不稳定、设备不全和医师缺少手术经验。

2.手术方法

现在股骨远端骨折的手术治疗方法来源于瑞士的 ASIF,ASIF 对于治疗骨折的重要一部分是制订详细的术前计划。医师通过一系列术前绘图,找到解决困难问题的最好方法。可应用塑料模板,画出骨折及骨折复位后、内固定的类型和大小和螺丝钉的正确位置的草图。手术治疗股骨远端骨折的顺序是:①复位关节面;②稳定的内固定;③骨干粉碎部位植骨;④老年骨质疏松的骨折嵌插;

⑤修补韧带损伤和髌骨骨折;⑥早期膝关节活动;⑦延迟、保护性负重。

患者仰卧位,抬高同侧髋关节有利于肢体内旋,建议用C形臂和透X线的手术床。多数患者用一外侧长切口,如远端骨折合并关节内骨折,切口需向下延长到胫骨结节。切口应在外侧韧带的前方,从肌间隔分离股外侧肌向前向内牵拉,显露股骨远端,避免剥离内侧软组织,当合并关节内骨折,首先复位固定髁间骨折,一旦关节面不能解剖复位,可以做胫骨结节截骨有利于广泛显露。

下一步复位关节外远端骨折,在简单类型的骨折用克氏针或复位巾钳作为临时固定已足够,但在粉碎骨折最好用股骨牵开器。牵开器近端安置于股骨干,远端安置于股骨远端或胫骨近端,恢复股骨长度和力线。开始过牵有利于粉碎骨折块接近解剖复位。在粉碎远端骨折,用钢板复位骨折比骨折复位后上钢板容易。调节牵开器达到满意的复位。安置钢板后,静力或动力加压骨折端,但恢复内侧皮质的连续性能够有效保护钢板。如骨折粉碎,钢板对骨折近端或远端进行固定并跨过粉碎区域,在这种情况下,钢板可作为内夹板,如果注意保护局部软组织,骨折端有血液供给存在,则骨折能够快速塑形。

3.内固定

有两种内固定材料广泛用于股骨远端骨折:钢板和髓内针,由于股骨远端骨折损伤类型变化范围广,没有一种内固定材料适用于所有的骨折。术前必须仔细研究患者状况和X线片,分析骨折的特点。

在手术前需考虑以下因素:①患者年龄;②患者行走能力;③骨质疏松程度;④粉碎程度;⑤软组织的情况;⑥是否存在开放性骨折;⑦关节面受累的情况;⑧骨折是单一损伤还是多发伤。

年轻患者内固定手术的目的是恢复长度和轴线以及进行早期功能锻炼。老年骨质疏松的患者,为加快骨折愈合进行骨折嵌插可以有轻微短缩和成角。Struhl建议对老年骨质疏松的远端骨折采用骨水泥的内固定。

(1)95°角钢板:对于多数远端骨折的患者需手术内固定治疗,95°角钢板由于内固定是一体,可对骨折提供最好的稳定,是一种有效的内固定物。在北美和欧洲用这种方法治疗成功了大量病例。当有经验的医师应用时,这种内固定能恢复轴线和达到稳定的内固定。但安放95°角钢板在技术上需要一个过程,因为医师需要同时考虑角钢板在三维平面的理想位置。

(2)动力加压髁螺丝钉:这种内固定的设计和髋部动力螺丝钉相似,多数医师容易熟悉和掌握这种技术,另外的特点是可以使股骨髁间骨折块加压,对骨质疏松的骨能够得到较好的把持。由于它能在矢状面自由活动,安置时只需要考虑两个平面,比 95°角钢板容易插入。它的缺点是在动力加压螺丝钉和钢板结合部突出,需要去除部分外髁的骨质以保证外侧进入股骨髁,尽管进行了改进,它也比角钢板在外侧突出,髂胫束在突出部位的滑动可引起膝关节不适。另外,动力加压螺丝钉在侧板套内防止旋转是靠内在的锁定,所以在低位的远端骨折髁螺丝钉不能像 95°角钢板一样提供远骨折端旋转的稳定性,至少需要 1 枚螺丝钉通过钢板固定在骨折远端,以保证骨折的稳定性。

(3)髁支持钢板:髁支持钢板是根据股骨远端外侧形状设计的一体钢板,它属宽动力加压钢板,远端设计为"三叶草"形,可供 6 枚 6.5 mm 的螺丝钉进行固定。力学上,它没有角钢板和动力加压髁螺丝钉坚强。髁支持钢板的问题是穿过远端孔的螺丝钉与钢板无固定关系,如应用间接复位技术,用牵开器进行牵开或加压时,螺丝钉向钢板移动,牵开产生的内翻畸形在加压后变为外翻畸形。应用这种器械严格限制在股骨外髁粉碎骨折和髁间在冠状面或矢状面有多个骨折线的患者。一旦内侧严重粉碎,必须进行自体髂骨植骨,当正确应用髁支持钢板时,它也能够提供良好的力线和稳定性。

(4)微创内固定系统(1imited invasive stabilization system,LISS):LISS 的外形类似于髁支持钢板,它由允许经皮在肌肉下滑动插入的钢板柄和多个固定角度能同钢板锁定的螺丝钉组成,这些螺丝钉是可自钻、单皮质固定骨干的螺丝钉。LISS 同传统固定骨折的概念不同,传统的钢板的稳定性依靠骨和钢板的摩擦,导致螺丝钉产生应力,而 LISS 是通过多个锁定螺丝钉获得稳定。LISS 在技术上要求直接切开复位固定关节内骨折,闭合复位干骺部骨折,然后经皮在肌肉下固定,通过连接装置钻入螺丝钉,属于生物固定钢板,不需要植骨。主要用于长阶段粉碎的关节内骨折以及骨质疏松的患者,还可以用于膝关节置换后的骨折。但需要 C 形臂和牵开器等设备。

(5)顺行髓内针:顺行髓内针治疗股骨远端骨折非常局限。在股骨远 1/3 的骨干骨折可以选择顺行髓内针治疗,但对真正的远端骨折,特别是关节内移位的骨折,顺行髓内针技术很困难,而且对多种类型的关节内骨折达不到可靠的固定。股骨髁存在冠状面的骨折是应用这种技术的相对禁忌证。

对于股骨远端骨折进行顺行髓内针治疗。远端骨折低位时可以把髓内针末端锯短 1~1.5 cm,以便远端能锁定 2 枚螺丝钉。需要注意的是在髓内针进入骨折远端时,近解剖复位很重要,如合并髁间骨折,在插入髓内针前在股骨髁的前后侧用 2~3 枚空心钉固定,所有骨折均愈合,无髓内针和锁钉折断发生。

(6)远端髓内针:远端髓内针是针对远端骨折和髁间骨折特别设计的逆行髓

内针,这种髓内针是空心髓内针,接近末端有 8°的前屈适用于股骨髁后侧的形态。针的入口在髁间窝后交叉韧带的股骨止点前方,手术在 C 形臂和可透 X 线的手术床上操作,当有关节内骨折,解剖复位骨折,固定骨折块的螺丝钉固定在股骨髁的前侧或后侧,便于髓内针穿过,另外髓内针必须在关节软骨下几毫米才不影响髌骨关节。

这种髓内针的优点是髓内针比钢板分担负荷好;对软组织剥离少,插入不需要牵引床,对于多发损伤可以节省时间。远端髓内针应用于股骨远端的 A 型、C1 和 C2 型骨折,也可以应用于股骨远端合并股骨干骨折或胫骨平台骨折,当合并髋部骨折时可以分别固定。可用于膝关节置换后假体周围骨折和骨折内固定失效的治疗。远端髓内针固定的禁忌证是膝关节活动屈曲<40°、膝关节伤前存在关节炎和感染病史和局部皮肤污染。

远端髓内针的缺点是膝关节感染、膝关节僵直、髌骨关节退变和滑膜金属反应或螺丝钉折断。有几个理论上的问题影响远端髓内针的临床广泛应用,远端髓内针虽然从交叉韧带止点的前方插入,近期对交叉韧带的力学性能影响小,但长期对交叉韧带的血液供给影响是可能的。另外髓内针的入孔部位关节软骨受到破坏,实验证明入孔部位是由纤维软骨覆盖而不是透明软骨覆盖,在屈曲 90°与髌骨关节相接触,长期也可能导致关节炎的发生。

临床上几个问题需要注意,一是膝关节活动受限,这容易与骨折本身和软组织损伤导致的膝关节活动受限相混淆。二是转子下骨折,由于髓内针末端位于转子下部位,这个部位是股骨应力最高的部位,可以造成髓内针末端的应力骨折。另外术后感染的处理和髓内针的取出也是一个棘手的问题。

(7)可弯曲针和弹性针:Shelbourne 报告用 Rush 针闭合治疗 98 例股骨远端骨折,优良率为 84%,只有 2 例不愈合和 1 例深部感染。

1970 年,Zickle 发明了为股骨远端设计的针,这种针干是可屈曲的,但末端是硬的弯曲,允许经髁穿入螺丝钉固定。Zickle 针设计切开插入,也可以闭合穿入。有股骨髁间骨折者需进行切开复位,使用螺丝钉固定,再插入 Zickle 针,这种针在粉碎骨折不能防止短缩,经常需要钢丝捆绑,即使加用其他内固定仍常发生短缩。

(8)外固定架:外固定架并不常用于治疗股骨远端骨折,最常见的指征是严重开放性骨折,特别是ⅢB 损伤。对比较复杂的骨折类型,在应用外固定架之前,通常需要使用螺丝钉对关节内骨折进行固定,然后根据伤口的位置和骨折粉碎程度,决定是否需要外固定架的超关节固定。对于多数患者,外固定架可作为处理骨折和软组织的临时固定,一旦软组织条件允许,考虑更换为内固定,因此安放外固定架固定针时应尽量避免在切口和内固定物的位置。通常在骨折的远、近端各插入 2 枚 5 mm 的固定针,用单杆进行连接。如不稳定则需在前方另加一平面的固定。

外固定架的主要优点是快速、软组织剥离小、可维持长度、方便换药和患者能够早期下床活动;其缺点是针道渗出和感染,股四头肌粘连继发膝关节活动受限,骨折迟延愈合和不愈合增加以及去除外固定架后复位丢失等。

建议将外固定架用于治疗多发创伤的闭合骨折,当患者一般情况不允许进行内固定时,可用外固定架作为临时固定,患者一般情况允许后再更换为内固定。

4.植骨

间接复位技术的发展减少了软组织剥离,过去内侧粉碎是植骨的绝对适应证,现在内固定方法减少了许多复杂股骨远端骨折植骨的必要性。植骨的绝对适应证是存在骨缺损,相对适应证是 AO 分型的 A3、C2 和 C3 型骨折以及严重开放性骨折延迟处理为防止发生不愈合而采取植骨。当植骨时,自体髂骨最适宜,老年骨质疏松的患者髂骨量少,可用异体松质骨。

5.开放性骨折

股骨远端开放性骨折占 5%～10%,伤口一般在大腿前侧,对伸膝装置有不同程度的损伤。与其他开放性骨折一样,需急诊处理,对骨折和伤口的彻底清创和冲洗是预防感染的重要步骤。对于Ⅲ度开放性骨折需要反复清创,除覆盖关节外,伤口敞开。当用内固定需仔细考虑内固定对患者的利弊。内固定用于多发创伤、多肢体损伤、开放性骨折合并血管损伤、和关节内骨折的患者。急诊内固定的优点是稳定骨折和软组织,便于伤口护理,减轻疼痛和肢体早期活动。缺点是由于对软组织进一步的剥离和破坏局部血液供给增加感染风险,如果发生感染,不仅影响骨折端的稳定,而且影响膝关节功能。

对于Ⅰ、Ⅱ和ⅢA骨折,有经验的医师喜欢在清创后使用可靠的内固定,对于ⅢB、ⅢC骨折最初使用超关节外固定架或骨牵引比较安全,再延期更换为内固定治疗。对经验少的医师,建议对所有的开放性骨折采取延期内固定,在进行清创和冲洗后,用夹板和骨牵引进行固定,在人员齐备的条件下做二期手术。

6.合并韧带损伤

合并韧带损伤不常见,术前诊断困难。在原始 X 线片可以发现侧副韧带和交叉韧带的撕脱骨折。交叉韧带实质部和关节囊的撕裂则不能在普通 X 线片上获得诊断,最常见的韧带损伤是前交叉韧带断裂。股骨远端骨折常合并关节面粉碎、前交叉韧带—骨块发生撕脱,在固定股骨远端骨折时应尽可能固定这种骨-软骨块。

一期修补和加强或重建在有骨折和内固定物的情况下十分困难,禁忌在髁间窝开孔、建立骨隧道以重建韧带,否则有可能使骨折粉碎加重,使内固定不稳定,或由于存在内固定物而不可能进行,推荐非手术治疗交叉韧带实质部撕裂。在一定范围活动和膝支具以及康复可能使一些患者晚期不需要重建手术,在患者有持久的功能影响时,在骨折愈合后取出内固定再进行韧带重建手术。

7.血管损伤

发生率在2%～3%。股骨远端骨折合并血管损伤的发生率较低,主要是由于血管近端在内收肌管和远端在比目鱼肌弓被固定,这种紧密的附着使骨折后对血管不发生扭曲,血管可以被直接损伤或被骨折端挫伤或间接牵拉导致损伤,临床检查足部感觉、活动和动脉搏动十分重要。

股骨远端骨折合并血管损伤的治疗应根据伤后的缺血时间和严重程度,如果动脉远端存在搏动(指示远端软组织有灌注),可首先固定骨折,如果动脉压迫严重或损伤超过6小时,则应优先建立血液循环,可以建立临时动脉侧支循环和修补血管,动脉修补通常需要静脉移植或人造血管。避免在骨折移位的位置修补血管,在随后的骨折固定中可能破坏吻合的血管,在修补血管时通过使用外固定架或牵开器可以临时固定骨折的长度和力线,缺血时间超过6小时在血管再通后骨筋膜室内张力增高或发生广泛软组织损伤,建议对小腿筋膜进行切开。

8.全膝置换后发生的股骨远端骨折

全膝置换后发生股骨远端骨折并不多见,发生率在0.6%～2.5%,治疗上颇为困难。多数已发表的研究报道只包含有少量的病例。全膝置换后发生远端骨折的危险因素包括骨质疏松、类风湿关节炎、激素治疗、股骨髁假体偏前和膝关节再置换等。对全膝置换后发生的股骨远端骨折现在还没有非常理想的治疗方法,非手术治疗牵引时间长,骨折畸形和膝关节僵直的发生率高。手术治疗特别是进行膝关节再置换是一主要手术方法,需要一个长柄的假体。骨质疏松限制了内固定的应用,骨折远端安置内固定物的区域小,有可能在骨折复位过程中造成股骨假体松动。

对老年无移位的稳定嵌插骨折,用支具制动3周就已足够。1个月内每周拍摄X线片和进行复查,以保证获得满意的复位和轴线。

对移位粉碎骨折则根据膝关节假体的情况,如假体松动,可以换一带柄的假体,如股骨部件不松动可行手术治疗。正确的内固定可以防止发生畸形,并允许早期行走和膝关节活动。

目前对于此类骨折流行使用逆行髓内钉或者 LISS 固定。

第七节　胫骨平台骨折

胫骨平台骨折在普通人群中较为常见,在体育运动中如高速极限运动及高处坠落亦有发生。胫骨平台骨折多数涉及负重关节面,常合并韧带及半月板损伤。在诊断和治疗中既要考虑关节面的精确对位,又要创造条件,争取关节的早期功能活动。

一、损伤机制及分类

(一)压缩并外展

运动员从高处坠落,膝关节伸直并外展位,由于外侧平台外侧缘较股骨外髁宽约 0.5 cm,股骨外髁如楔子插向外侧平台,形成平台塌陷或劈裂骨折。塌陷骨折块挤压腓骨头,造成腓骨头或颈部骨折。若外翻幅度大,可同时发生内侧副韧带和前交叉韧带断裂(图 5-6)。

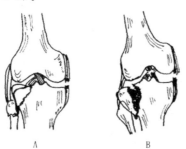

图 5-6　压缩并外展致胫骨外髁骨折

A.胫骨外髁塌陷骨折;B.胫骨外髁劈裂骨折

(二)压缩并内收

高处坠落,膝关节伸直并内收,由于股骨内髁与胫骨内侧平台的边缘基本对齐,股骨内髁冲压股骨平台,致使胫骨内侧平台骨折塌陷。骨折后因内侧副韧带的牵拉作用,骨折块向内向下移位(图 5-7)。若内收严重,可合并发生腓骨头撕脱骨折或腓总神经损伤。

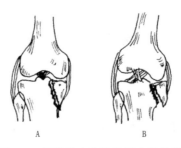

图 5-7　压缩并内收致胫骨内髁骨折

A.胫骨内髁塌陷骨折;B.胫骨内髁塌陷骨折合并旋转移位

(三)垂直压缩

高处坠落,足跟下地,股骨内外髁垂直撞击胫骨平台,地面的反作用力使胫骨平台由下向上加大撞击力,造成内外两侧平台分离骨折或粉碎骨折(图 5-8)。坠跌落地若同时伴有外翻力,外侧平台损伤较重或移位较多,若同时伴随内收力,则内侧平台损伤较重。

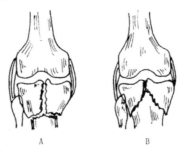

图 5-8　膝部垂直压缩致胫骨双髁骨折

A.胫骨髁"T"形骨折;B.胫骨髁"Y"形骨折

二、分类

(一)Hohl 将胫骨平台骨折分为 6 型

Ⅰ型:骨折无移位。

Ⅱ型:骨折处部分压缩。

Ⅲ型:胫骨髁劈裂又压缩骨折。

Ⅳ型:髁部压缩。

Ⅴ型:髁部劈裂。

Ⅵ型:胫骨平台严重粉碎骨折(图 5-9)。

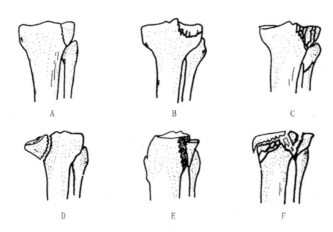

图 5-9　胫骨髁骨折 Hohl 分型

A.骨折无移位；B.部分压缩；C.劈裂压缩；D.全髁塌陷；E.劈裂骨折；F.粉碎骨折

(二)Morre 分类法

它将胫骨平台骨折分为两大类。

1.平台骨折

如下：①轻度移位；②局部压缩；③劈裂压缩；④全髁压缩；⑤双髁骨折。

2.骨折脱位

如下：①劈裂骨折；②全髁骨折；③边缘撕脱骨折；④边缘压缩骨折；⑤四部骨折(图 5-10)。

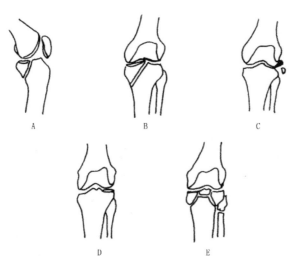

图 5-10　胫骨髁骨折 Morre 分类

A.劈裂骨折；B.全髁骨折；C.边缘撕脱骨折；D.边缘压缩骨折；E.四部骨折

三、症状及诊断

(一)损伤史

强大暴力作用于膝部的损伤史,如高处坠落损伤等。

(二)胀肿疼痛

膝部肿胀,疼痛剧烈,严重者有膝外翻或内翻畸形。

(三)功能障碍

膝关节及小腿功能障碍或丧失,不能站立行走。膝关节有异常侧向活动。

(四)X 线检查

可显示骨折形式或骨折块移位的方向。部分病例若仅有轻微塌陷骨折,X线片难以显示。分析膝关节 X 线片时应注意以下 2 点。①膝关节面切线。膝关节 X 线正位片,股骨关节面切线与胫骨关节面切线成平行关系。股骨纵轴与股骨关节面切线外侧夹角,正常值为 75°～85°。胫骨纵轴与胫骨关节面连线的外侧夹角为 85°～100°。膝关节内外侧副韧带损伤、胫骨髁骨折移位或膝外翻时这种关系紊乱(图 5-11)。②膝反屈角。膝关节 X 线侧位片,胫骨纵轴线与胫骨关节面连线后方之夹角称为膝反屈角,正常值少于 90°。可以此衡量胫骨平台骨折移位及复位情况(图 5-12)。

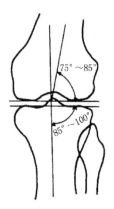

图 5-11　膝关节面切线与外侧夹角

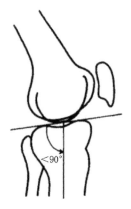

图 5-12　膝反屈角,正常值＜90°

胫骨平台关节面正常时后倾 10°～15°,故摄取正位片时球管也应后斜 10°～15°,这样能更好地显示平台情况。有时须加拍左右斜位片,以防漏诊。

(五)CT 及 MRI 检查

清晰地显示关节面破坏情况及骨折移位的细微变化,可以客观地评估关节面压缩程度及骨折块的立体形状,从而为选择治疗方案提供依据。

四、治疗

胫骨平台骨折的治疗目的是解剖对位和恢复关节面的平整,维持轴向对线,同时修复韧带和半月板的损伤,重建关节的稳定性。

胫骨平台骨折有各种治疗方法,观点各有不同。确定治疗方案应根据患者全身情况、运动项目、年龄、有无合并损伤、骨折类型和程度等全面考虑,综合分析。

(一)无移位或轻度移位骨折

无移位骨折均可保守治疗,如 Hohl I 型。抽净关节积血,加压包扎,以石膏托制动 3～4 周。固定期间每周进行 1～2 次膝关节主动伸屈活动,负重行走应在 8 周后进行。

轻度移位塌陷及侧方移位不超过 1 cm,膝关节无侧向不稳定也可非手术治疗,如 Hohl II 型。石膏托固定 4～6 周,固定期间进行股四头肌舒缩活动。每周进行 1～2 次膝关节主动伸屈活动。伤后 8 周膝部伸屈幅度应达到正常或接近正常。

(二)塌陷劈裂骨折

胫骨平台骨折塌陷明显或劈裂骨折,如塌陷超过 1 cm,关节不稳或合并膝关节交叉韧带损伤、侧副韧带损伤,宜手术切开内固定。如有神经血管损伤,应首先处理。侧副韧带及交叉韧带损伤应以可靠方式重建。对于一些塌陷明显的骨折,虽已将其撬起复位固定,由于下方空虚,复位后有可能又回到原来塌陷的位置。如平台塌陷严重,复位后空隙较大,须用骨松质或人工骨充填。若关节面已严重粉碎或不复存在,可将与胫骨髁关节面相似的髂骨软骨面放在关节面的位置上,下方空隙处填以骨松质,填实嵌紧,然后实施内固定(图 5-13)。胫骨髁骨折可采用骨松质螺钉加骨栓内固定(图 5-14),也可以支撑钢板内固定。胫骨双髁严重粉碎骨折可采用支撑钢板或加骨栓内固定(图 5-15、图 5-16)。此类骨折内固定要坚固可靠,防止因骨折块松动而导致关节面错位和不平整。术后外固定 3～4 周拆除,行膝关节伸屈练习直至正常活动。术后第 2 周开始,每周安排 1～2 次股四头肌主动伸屈活动。

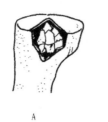
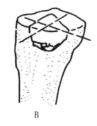
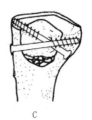

图 5-13　胫骨髁塌陷骨折植骨内固定

A.胫骨内髁塌陷骨折；B.先以克氏针将植骨块临时固定；C.螺钉交叉内固定

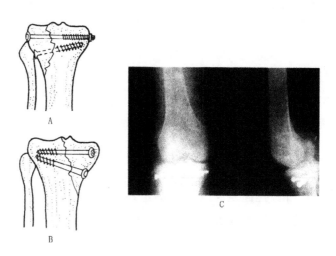

图 5-14　胫骨单髁骨折骨松质螺钉并骨栓内固定

A、B.胫骨单髁骨折骨松质螺钉或加骨栓内固定；C.胫骨单髁骨折骨松质螺钉内固定术后 X 线片

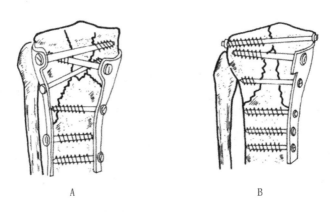

图 5-15　胫骨双髁粉碎骨折内固定

A.胫骨双髁骨折双钢板内固定；B.胫骨双髁骨折钢板加骨栓内固定

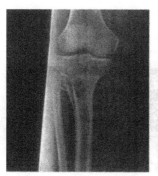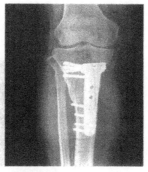

图 5-16 胫骨平台骨折及内固定

胫骨平台骨折如合并骨筋膜室综合征,应早期切开筋膜室减压,避免肢体因血液循环障碍而坏死。

(三)关节镜监测下复位固定

通过关节镜监测可了解平台塌陷状况及有否韧带、半月板损伤。关节外开窗撬拨复位,植骨加支撑钢板固定,在关节镜辅助监测下可了解复位情况,关节面是否平整等。韧带或半月板损伤可在关节镜下修复或切除。利用关节镜手术可减少创伤干扰,有利于膝关节功能的尽快恢复。

第六章　关节脱位

第一节　月骨脱位

月骨脱位是腕骨脱位中最常见者。腕骨脱位古称"手腕骨脱""手腕出臼"。腕骨间关节由近排腕骨与远排腕骨组成，是以近排腕骨舟状骨、月骨、三角骨为关节窝，远排的小多角骨、头状骨、钩骨为关节头构成球窝关节。该关节靠腕骨的骨间韧带和腕辐状韧带稳定。腕关节的运动包括桡腕关节和腕骨间关节两部分运动，屈腕达 80°，伸腕约 44°，内收 35°～40°，外展 20°，并且还能做环转运动。腕骨脱位类型很多，以月骨脱位常见。

一、病因、病机

月骨掌侧脱位多由传导暴力所致，患者跌倒时腕关节呈极度背伸位，头状骨与桡骨间掌侧间隙增大，月骨被桡骨下段和头状骨挤压而向掌侧移位。暴力进一步作用可造成掌侧关节囊破裂，月骨向掌侧脱位。由于外力作用的大小不同，月骨向前脱出的程度不一，其预后亦有区别：当损伤暴力较小，桡月背侧韧带断裂，或月骨后角撕脱骨折，月骨向前旋转＜90°，脱于桡骨下端的前部，其凸面朝后，凹面朝前，由于掌侧血液供给存在，月骨一般不发生缺血坏死。如暴力强大，月骨向前翻转移位超过 90°甚至达 270°，严重者可出现月骨凹面向后，凸面向前，此时桡月背侧韧带断裂，桡月掌侧韧带扭曲或断裂，月骨血液供应部分受阻甚至中断，则可发生月骨缺血性坏死（图 6-1）。

二、临床表现

有明显的腕背伸手掌着地外伤史，腕部疼痛、肿胀、隆起，局部压痛明显。腕关节各方向活动均受限。由于月骨向掌侧突出，压迫屈指肌腱，则肌腱张力加大，腕关节呈屈曲位，中指不能完全伸直，握拳时第 3 掌骨头明显塌陷，叩击该掌骨头时有纵轴叩击痛。若脱位的月骨压迫正中神经（图 6-2），则拇、示、中指感觉障碍与屈伸受限。

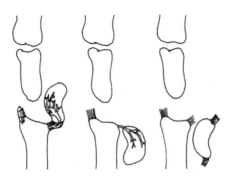

图 6-1　月骨脱位的类型与血液供给的关系

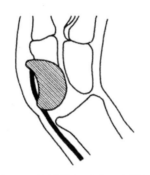

图 6-2　月骨脱位压迫正中神经

X 线片正常月骨正面观为四方形，侧面观呈半月形，且桡骨、月骨、头状骨及第 3 掌骨轴线在一条直线上。腕月骨脱位发生旋转后，正位片显示由正常的四方形变成三角形，月骨凸面转向头状骨，侧位片月骨移位于腕关节掌侧，其凹形关节面与头状骨分离转向掌侧，头状骨可轻度向近侧移位，位于月骨的背侧（图 6-3）。

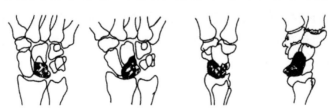

图 6-3　正常月骨以及月骨脱位的 X 线表现

三、诊断与鉴别诊断

根据受伤史,临床症状体征及 X 线检查可做出诊断。

临床主要与月骨周围腕骨脱位和经舟骨、月骨周围腕骨脱位鉴别(图 6-4)。

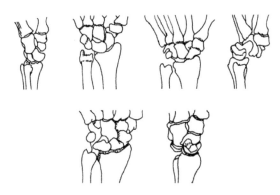

图 6-4　月骨脱位与月骨周围腕骨脱位和经舟骨、月骨周围腕骨脱位的鉴别

(一)月骨周围腕骨脱位

临床主要表现为腕部疼痛、肿胀、压痛,腕关节向各方向活动障碍,叩击第 2~4 掌骨头时,腕部发生疼痛。腕部正位 X 线片显示腕骨向桡侧移位,有时腕骨诸骨重叠辨认不清,侧位片可见月骨与桡骨远端仍保持正常解剖关系,头状骨及其他腕骨向背侧或掌侧移位。

(二)经舟骨、月骨周围腕骨脱位

主要症状为腕部疼痛,肿胀以桡侧为甚,鼻烟窝压痛明显。腕部功能障碍。X 线片显示腕部正常关系紊乱,月骨和头骨的关节间隙加宽,月骨和舟骨近端与桡骨保持正常关系,其他腕骨和舟骨远端向背、桡侧移位。有时可合并桡、尺骨茎突骨折。

四、治疗

月骨脱位的治疗,需视损伤程度及脱位时间长短而定。新鲜月骨脱位应在臂丛麻醉下手法复位;复位困难者,则可在 X 线辅助下针拨复位;陈旧性脱位一般采用手术治疗。

(一)手法复位

臂丛麻醉或局麻下,患者卧位,肘关节屈曲 90°,前臂置于旋后位,腕部极度背伸,近端助手握住肘部,远端助手握示指与中指,对抗牵引 3~5 分钟,术者两

手4指托住腕背部,向掌侧端提,使桡骨与头状骨之间的关节间隙加宽,然后用两手拇指尖推压月骨凹面的远端,迫使月骨进入桡骨与头状骨间隙,同时令远端助手逐渐将腕关节掌屈,术者指下如有滑动感,中指可以伸直者,说明复位成功(图6-5)。

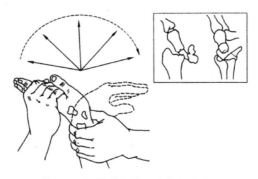

图 6-5　月骨脱位的手法复位方法

(二)针拨整复法

麻醉后,在无菌操作下及X线透视下,用20号注射针头或细钢针,自掌侧把针刺入月骨凹面的远端,在对抗牵引下将腕关节高度背伸,然后由掌侧向背侧顶拨,并逐渐将腕关节掌屈,使之复位(图6-6)。拍摄腕关节正侧位X线片,若月骨凹形关节面与头状骨已构成关节,说明已复位。

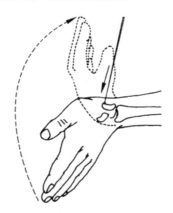

图 6-6　月骨脱位的针拨整复法

(三)手术治疗

陈旧性月骨脱位,因桡骨与头状骨间隙为肉芽组织或纤维组织填充,手法不易整复者,可考虑切开复位,若月骨脱位时间太长,或伴有正中神经损伤的刺激症状;估计瘢痕组织较多,切开复位亦不易成功,月骨游离后可能发生坏死,或虽是新鲜脱位,但桡月前、后韧带均已断裂,日后月骨亦可发生缺血坏死;或合并创伤性关节炎者,均可考虑月骨切除。

月骨切除后,固定1周即可开始腕关节运动的锻炼,一般日后对腕关节功能影响不大。

(四)固定方法

复位后,用塑形夹板或石膏托将腕关节固定于掌屈30°～40°位(图6-7),1周后改为中立位,再固定2周。

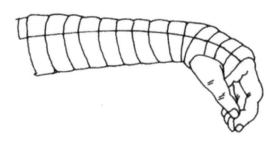

图 6-7　月骨脱位固定方法

(五)练功疗法

固定期间,除被固定的腕部外,应鼓励患者做指、掌关节的屈伸活动,以促进患肢消肿。解除固定后,逐渐做腕关节主动屈伸活动。但早期应避免做过度腕背伸动作,应逐步加大活动度,以防月骨重新脱出。

(六)药物治疗

初期治宜活血化瘀,消肿止痛,可内服活血止痛汤、舒筋活血汤。可在肿消后,尽早补益肝肾,强筋壮骨。拆除外固定后,外用海桐皮汤熏洗,促进腕关节功能恢复。

五、预防与调护

月骨脱位如损伤较重或处理不当,后期有出现月骨坏死、创伤性关节炎等并发症的可能。应严格制动,早期使用温肾健骨之品防止月骨发生缺血坏死。一般固定不超过3周,解除固定后积极进行功能锻炼,防止腕关节功能受损。定期复查X线片,动态观察月骨是否有坏死情况并及时处理。

第二节 掌指关节脱位

掌指关节脱位是第 1 节指骨基底部与掌骨头发生移位。以拇指、掌指关节脱位常见,示指、掌指关节脱位次之,第 3～5 掌指关节脱位少见。

一、病因、病机

掌指关节脱位可分为背侧脱位和掌侧脱位,以背侧脱位多见。拇指掌指关节脱位发生率较高,且多为背侧脱位(图 6-8),常由杠杆作用及关节过伸位受伤所致。如跌倒时拇掌关节在伸直位触地,外力使拇指过度背伸,造成掌指关节掌侧关节囊紧张继而破裂,掌骨头由破裂处脱向掌侧,移位于皮下,近节拇指移向背侧。2～5 掌指关节脱位较拇指、掌指关节脱位少见,亦以背侧脱位多见,侧方和前方脱位较少见。常由过伸暴力引起,指节被过度背伸扭曲而发生。掌骨头向掌侧移位,指骨基底部向背侧移位,屈指肌腱被推向掌骨头尺侧,蚓状肌脱向桡侧,掌侧关节囊纤维板移至掌骨头背面,掌骨头掌侧被掌浅横韧带卡住。

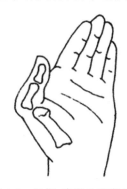

图 6-8　拇指、掌指关节背侧脱住

二、临床表现

患者多为在进行篮、排球运动接、抢球时,或斗殴、劳动时受伤。掌指关节被外力作用而过度背伸。伤后患处疼痛、肿胀、功能丧失。拇指(或其他手指)外形短缩、背伸,指间关节屈曲,拇指(或其他手指)掌侧面隆起(图 6-9),可触及皮下之掌骨头,掌指关节呈过度背伸而弹性固定,掌指关节功能丧失。

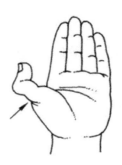

图 6-9　拇指掌指关节脱位外观畸形

三、诊断与鉴别诊断

根据外伤史,临床表现和 X 线检查,可做出诊断。

X 线正位片显示关节间隙消失(图 6-10);侧位或斜位片可见指骨呈过伸位向上、向背侧移位,指骨基底部位于掌骨头的后上方。

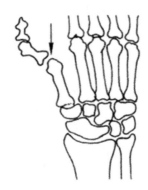

图 6-10　拇指掌指关节脱位 X 线表现

四、治疗

掌指关节脱位一般采用手法复位,多能成功。如反复多次复位未能成功者,说明系掌骨头被卡住,应果断放弃手法复位的尝试,采用手术治疗,否则将贻误病情。

(一)手法复位

将患肢腕关节及近节指间关节屈曲,以放松屈指肌腱。术者用拇、示指握住脱位指骨(或用一绷带绕结于患指上),顺畸形方向持续牵引,同时另一手握住腕关节相对牵引,再用拇指抵住患指近节指骨基底部,并向掌骨头远侧及掌侧推压,使脱位的指骨基底部与掌骨头相对,然后向掌侧屈曲患指即可复位(图 6-11)。

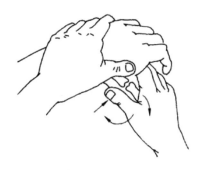

图 6-11 拇指掌指关节脱位手法复位方法

(二)手术治疗

若多次未能复位时,说明掌骨头前方关节囊或拇指屈肌腱卡住掌骨头,阻碍复位(图 6-12),应手术切开复位。掌指关节脱位,如出现关节交锁征,采用暴力牵拉,可造成组织损伤甚至掌骨头骨折。

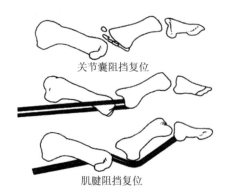

关节囊阻挡复位

肌腱阻挡复位

图 6-12 掌指关节脱住关节交锁

(三)固定

将患指置于轻度屈曲,对掌功能位,用铝板或竹板压弯塑形,固定 1～2 周。然后进行主动屈伸关节的功能锻炼。注意关节应固定在屈曲位,在此位置侧副韧带紧张关节稳定,可避免侧方移位。如采用掌指关节伸直位固定,因侧副韧带松弛,如关节于伸直位固定过久,侧副韧带会短缩,关节僵直,导致功能障碍。

(四)练功疗法

损伤早期,除患指外,可做其余关节的练功活动,去除外固定后,即可开始患指掌指关节及指间关节的主动屈伸练功活动,范围从小到大,力量由轻到重。

（五）药物治疗

参照月骨脱位。

五、预防与调护

应重视早期功能锻炼,否则后期极易引起关节僵硬。

第三节　指间关节脱位

指间关节脱位临床颇为多见,各手指的近侧和远侧指间关节均可发生。

一、病因、病机

过伸、扭转或侧方挤压等形式的暴力,均可造成指间关节囊撕裂或破裂、侧副韧带断裂,进而产生指间关节脱位。有时伴有指骨基底撕脱性骨折(图 6-13)。临床以背侧或内侧脱位多见,前侧脱位极少见。

二、临床表现

伤后关节局部疼痛、活动障碍。检查时可见伤处肿胀畸形、压痛明显、被动活动时疼痛加剧,且可有明显的弹性固定感。伴有侧副韧带断裂或有指骨基底撕脱性骨折者,则可出现明显侧方异常活动。

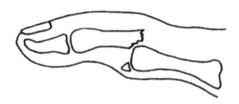

图 6-13　指间关节脱位伴指骨基底撕脱性骨折

三、诊断与鉴别诊断

根据外伤史,临床表现和 X 线检查,可做出诊断。X 线片可明确诊断,并确定有无并发骨折。必须注意的是,部分患者常自行扳正而复位,就诊时常无明显的脱位体征,X 线片亦可无脱位征象。若被动过伸或侧方活动时,患指关节出现脱位畸形者,应注意与单纯指间关节侧副韧带断裂鉴别,单纯韧带断裂者关节肿胀和压痛局限于一侧,存在异常的侧方活动,侧向分离试验阳性。

四、治疗

(一)手法复位

术者一手固定患肢掌部,另一手握住伤指做顺势牵引,同时用拇指将脱位的指骨基底部推向前方,同时示指托顶指骨头向背侧,逐渐屈曲指间关节,即可复位(图 6-14)。

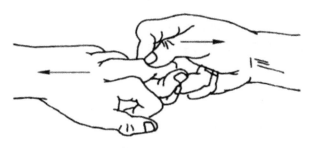

图 6-14　指间关节脱位手法复位

(二)手术治疗

若合并骨折,骨折片有明显分离移位,骨折片旋转或嵌入关节间隙,导致手法复位失败者,或复位后不能维持对位者,应切开复位细钢针固定。若合并侧副韧带断裂者,则需手术修补侧副韧带。陈旧性指间关节脱位可行关节融合术。

(三)固定方法

用塑形铝板或竹片,置于手指的掌侧,固定患指于轻度对掌位1~2周。或用绷带卷置于手掌心,将手指固定于屈曲位亦可。此外亦可用邻指胶布法固定。

(四)练功疗法

2~3周待损伤的关节囊及韧带修复后即可进行主动锻炼,屈伸掌指关节和指间关节,活动范围由小到大,逐渐加大。同时配合应用中药熏洗疗法。禁忌强力推扳推拿等被动活动。

五、预防与调护

指间关节脱位后,指间关节囊的修复缓慢,常常需要3~5个月才能彻底恢复。治疗不当常出现关节增粗、强直僵硬以及活动痛等后遗症。

第四节 腕骨脱位

腕骨脱位或骨折脱位是继发于腕骨或韧带损伤后引起的。摔倒手撑地是腕骨脱位的常见损伤方式,在跌倒时腕部损伤的机制依靠如下因素:①伤力的大小和特征;②撞击手的位置;③腕骨和韧带的相对强度。患者常有较为典型的手过伸位或过屈位外伤史,表现为腕部疼痛,活动严重受限。在X线片上有3个特征应在正位片上检查:腕弓,关节间的对称性和单个腕骨的形状,尤其是舟骨和月骨。

一、月骨周围脱位

月骨周围脱位是月骨周围的腕骨相对于桡骨远端的背向或掌向移位,与月骨及桡骨远端的正常关节丧失,而月骨与桡骨的解剖关系正常。月骨周围脱位多为背侧脱位,而且常合并有腕骨或尺、桡骨远端的骨折,如舟骨骨折、头状骨骨折和桡骨茎突骨折。并发舟骨骨折的月骨周围脱位通常称经舟骨月骨周围骨折-脱位,以此来表明损伤的程度与单纯的月骨周围脱位有所不同。如果骨折发生于其他骨骼,名称可依此类推,如经头状骨月骨周围骨折-脱位、经三角骨月骨周围骨折-脱位、经桡骨茎突月骨周围骨折-脱位等。如果为多发骨折,诊断时可将受累骨骼的名称序次列出,如同时并发舟骨和头状骨骨折的月骨周围脱位可称之为经舟骨、头状骨月骨周围骨折-脱位。与月骨周围脱位并发的骨折,其近端与月骨、桡骨远端的解剖关系保持不变,而远端则向背侧或掌侧脱位。

(一)损伤机制

月骨周围背侧脱位为月骨周围进行性不稳定Ⅲ期表现,系舟月分离后背伸、尺偏暴力向关节尺侧延伸的结果。暴力使桡舟头韧带、头月骨间韧带、头三角韧带、月三角韧带和月三角骨间韧带逐一断裂或导致头状骨、钩骨和三角骨骨折,头状骨、钩骨和三角骨与月骨分离并与舟骨一起向背侧脱位。头状骨背侧脱位,除了与维持其稳定的桡舟头韧带断裂及其本身的骨折有联系外,也可继发于桡骨茎突骨折(桡舟头韧带附着于此)。头状骨骨折多为腕关节过度背伸时桡骨远端背侧缘与之撞击的结果。

经舟骨月骨周围骨折-脱位虽然也为月骨周围进行性不稳定Ⅲ期表现,但损伤机制与上述略有不同,它发生于舟骨骨折之后,为背伸、桡偏暴力作用的延续,骨折近侧段与月骨、桡骨远端的解剖关系不变,而远侧段则与其他腕骨一起向背侧脱位。月骨周围掌侧脱位少见,多为作用于手背侧的掌屈暴力所致。

(二)临床表现与诊断

(1)腕关节有明确的背伸外伤史。关节疼痛、肿胀及压痛的范围较单独骨折广泛,晚期可局限一较小区域。运动幅度及握力明显下降。

(2)X线正位片可见腕骨弧线中断,头状骨与月骨、桡骨与舟骨影像重叠域加大,腕中关节间隙消失,舟月骨间关节隙变宽,脱位复位后尤为明显,月骨周围的腕骨及桡、尺骨远端可有骨折线存在。侧位片可见舟骨掌屈、纵轴与桡骨纵轴近乎垂直、近极位于桡骨远端背侧缘或掌侧缘,月骨与桡骨远端解剖关系正常、桡月关节间隙无明显的不对称;其余腕骨向背侧或掌侧脱位,其中头状骨最显著。月骨周围的腕骨如有骨折,远侧段常脱向背侧或掌侧,而近侧段仍滞留在原位,与月骨的解剖关系保持正常。

(三)治疗

首先要矫正脱位及恢复桡骨远端、月骨与周围腕骨间的正常解剖关系;然后矫正骨折移位、舟月骨或月三角骨分离。脱位矫正后,舟月骨分离或月三角骨分离可依然存在并可能变得更加明显,需加以整复,彻底消除妨碍关节功能恢复的不利因素。

1.月骨周围背侧脱位

(1)闭合复位外固定:闭合复位在关节明显肿胀之前容易获得成功。

(2)闭合复位经皮穿针固定:由于外固定不能彻底消除舟月骨分离及骨折移位复发的可能性,因此,在闭合复位成功后可先经皮穿针固定舟头骨、舟月骨以及远、近侧骨折段,然后再用石膏托做外固定,以阻止分离及移位的复发。6~8周后拔针进行功能锻炼。

(3)切开复位克氏针内固定:适用于复位失败者或陈旧性的脱位、移位折和舟月骨分离。月骨周围脱位,通常采用背侧S形或纵向弧形切口,如复位困难或修复韧带还需作掌侧切口。在牵引下矫正脱位、舟月骨分离、DISI和骨折移位,然后穿针于舟月骨、舟头骨及月二角骨做固定,修复切开和撕裂的背侧关节囊及韧带。术后,用长臂石膏托将腕关节固定于屈曲位或中立位,2周后拆线,6~8周后拔针开始功能锻炼。经桡骨茎突月骨周围骨折-脱位,多采用横行或S形切口。茎突骨折多为粉碎性骨折,但无需特殊处理。如骨折块较大并有移位,可在复位后做克氏针内固定。经舟骨月骨周围骨折-脱位,脱位与骨折移位并存者可用背侧入路,如脱位已矫正、仅存骨折移位,可采用掌侧入路。植骨与否,可根据掌侧骨质缺损程度以及损伤时限而定。术后固定同闭合复位。就陈旧性脱位/骨折-脱位的切开复位而言,复位前彻底清除关节腔内肉芽组织、松解背侧关节囊及瘢痕组织,复位后仔细地修复背侧关节囊(韧带)和腕背伸肌支持带,是获得成功的关键。

(4)腕中关节融合:适用于陈旧脱位或软骨损伤严重者。术后关节运动幅度虽有所降低,但疼痛消失、腕关节仍可保持原有的高度。

(5)近排腕骨切除:适应证与腕中关节融合相同、术后虽也可保留部分运动度,但关节高度有所减少,手的握力明显降低、此术所需的固定时间较短,因而不能耐受长期固定的老年人宜选用此法。

(6)全腕关节融合:当腕骨或关节软骨广泛破坏时可做全腕关节融合,用牺牲运动来换取疼痛症状的缓解和消失。

2.月骨周围掌侧脱位

闭合复位的难度大于背侧,通常需要做切开复位。

二、月骨脱位

月骨脱位具体内容见本章第一节。

三、舟骨脱位

(一)病因及损伤机制

较为少见,分为旋转半脱位和完全脱位,前者多见。常因腕关节背伸。桡偏暴力导致舟月骨间韧带断裂引起,一般合并其他的腕关节骨折与脱位。

(二)临床表现与诊断

(1)外伤史。

(2)腕关节肿胀、疼痛、活动受限及握力降低。

(3)X线表现:旋转半脱位-舟骨远端向掌侧旋转,近端向桡背侧旋转脱位;舟月间隙>3 mm;皮质环征阳性;舟月角加大,桡骨和舟骨掌侧边缘呈 V 字形。完全脱位则可见舟骨近端从桡骨远端关节面舟骨窝中完全向掌侧脱出。

(三)治疗原则

(1)早期可行手法复位,经皮克氏针固定。

(2)手法复位失败或晚期者行切开复位,韧带修复或重建。

(3)如发生腕关节炎,则需行关节融合术。

四、桡腕关节脱位

(一)病因及损伤机制

多合并其他部位的骨折或脱位,往往由直接暴力引起。根据暴力引起桡腕掌侧韧带损伤或背侧韧带损伤的不同,可导致掌侧或背侧桡腕关节脱位。

(二)临床表现与诊断

(1)外伤史。

(2)腕部畸形、肿胀、疼痛、活动受限及握力降低。可伴有正中神经损伤或尺神经损伤。

(3)X线片显示腕关节结构紊乱。相对于桡骨,近排腕骨以远的腕骨向背侧或掌侧移位,可伴发其他骨折或脱位。

(三)治疗原则

(1)新鲜闭合脱位可行手法复位石膏托外固定。

(2)开放性损伤可行切开复位克氏针内固定,同时可修复损伤的韧带。陈旧性损伤可行切开复位畸形矫正。如有神经受压症状,可同时探查神经,并予以松解。

第五节　桡骨头半脱位

桡骨头半脱位也叫牵拉肘,是发生在小儿外伤中最为常见的损伤之一。常见发病年龄为1～4岁,其中 2～3 岁最为多见。也可偶见于学龄前儿童,甚至小学生。

一、病因、病机

常由于大人牵着患儿走路,上台阶时在跌倒瞬间猛然拉住患儿手致伤;或从床上拉起患儿,拉胳膊伸袖穿衣;或抓住患儿双手转圈玩耍等原因,患儿肘关节处于伸直,前臂旋前位突然受到牵拉而致。

目前有关本病的发病机制仍未得到明确的统一认识,过去认为小儿桡骨头发育不完全,桡骨头的周径比桡骨颈部的周径小,环状韧带松弛,不能牢固保持桡骨头的位置,当受到牵拉时,桡骨头自环状韧带下滑脱,致使环状韧带嵌在肱榄关节间。但近年来有些学者通过尸检发现婴幼儿桡骨头的周径反而比桡骨颈的周径大,而且桡骨头也并非圆形而是椭圆形,矢状面直径比冠状面大,当伸肘、前臂旋前位牵拉肘关节时,环状韧带远侧缘附着在桡骨颈骨膜处发生横断撕裂,此时桡骨头直径短的部分转到前后位,所以桡骨头便自环状韧带的撕裂处脱出,致使环状韧带嵌在肱桡关节间(图 6-15)。因环状韧带滑脱不超过桡骨头的一半,故一般很容易复位。总之,有关本病的发病机制尚需进一步探讨和研究。

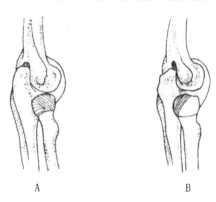

图 6-15　牵拉肘的创伤解剖

A.环状韧带正常解剖关系;B.肘受到牵拉后,环状韧带远端附着

处撕裂,桡骨头部分脱出,环状韧带剥离部滑进肱桡关系

二、临床表现与诊断

患儿受牵拉伤后,疼痛哭闹,拒绝使用患肢,前臂常处于旋前,肘关节半屈曲位。上肢不敢上举,肘不敢屈曲。桡骨头部位可有压痛,但无明显红肿。肘关节屈伸稍受限,但前臂旋后明显受限。X 线片表现正常。结合有牵拉外伤史而不是跌打摔伤即可考虑为本病。有时在临床检查及拍片过程中,不知不觉已经复位。

三、治疗

(一)非手术治疗

1.复位

以右侧为例,术者右手握住患儿前臂及腕部,左手拇指放于桡骨头外侧,先轻轻牵引,然后将前臂旋后屈肘,当桡骨头复位时可感觉到弹响,此时疼确立即消除,患儿即刻停止哭闹,并能屈肘上举,开始使用患肢拿东西。若不能复位,术者左手握住患儿肘部,拇指放于桡骨头内侧,先轻轻牵引,然后右手将前臂旋前,同时左手拇指向外侧推压桡骨头即可复位。有时桡骨头脱位时间长、复位后需经过一段时间之后症状才能消除。

2.固定

复位后无需特殊外固定,简单用三角巾悬吊患肢于屈肘功能位1周即可。另外应嘱咐家长避免再牵拉伤患肢。若反复多次发生脱位时,复位后患肢应适当用石膏托制动2周左右。

3.练功方法

固定期间无需特殊练功,去除固定后应避免再次牵拉伤患肢。

4.药物治疗

无需药物治疗。

（二）手术治疗

无特殊情况,闭合手法复位均能获得成功而不需行手术治疗。但对年龄较大的患儿用手法复位失败,需行手术切开复位并修复环状韧带。

四、合并症

本病复位后,除未予制动而且多次受到牵拉易导致习惯性桡骨头半脱位外,一般无其他合并症发生。

第六节　肘关节脱位

肘关节脱位是肘部最常见的损伤,在全身各大关节脱位中占1/2左右,居第1位,多发生于青少年,儿童和老年人少见,多为间接暴力所致。按脱位的方向,可分为前脱位、后脱位两种,后脱位最为常见,前脱位甚少见。

一、创伤机制

肘关节由肱桡关节、肱尺关节和上尺桡关节所组成。这3个关节共包在一个关节囊内,有一个共同的关节腔。肘关节从整体上来说,以肱尺部为主,与肱桡部、上尺桡部协调运动,使肘关节做屈伸动作。构成肘关节的肱骨下端呈内外宽厚,前后扁薄状,其两侧的纤维层则增厚而形成桡侧副韧带和尺侧副韧带,关节囊的前后壁薄弱而松弛。由于尺骨冠状突较鹰嘴突低,所以对抗尺骨向后移位的能力较对抗前移位的能力差,常易导致肘关节向后脱位。

肘关节脱位主要由间接暴力所造成,由于暴力的传导和杠杆的作用而产生不同的脱位形式。患者跌倒时,肘关节伸直前臂旋后位手掌触地,外力沿尺骨纵轴上传,使肘关节过度后伸,以致鹰嘴尖端急骤撞击肱骨下端的鹰嘴窝,在肱尺关节处形成杠杆作用,使止于喙突上的肱前肌及肘关节囊的前壁被撕裂,肱骨下端前移位,尺骨喙突和桡骨头同时滑向肘后方形成肘关节后脱位。由于环状韧带和骨间膜将尺桡骨比较牢靠地夹缚在一起,所以脱位时尺桡骨多同时向背侧移位。由于暴力作用不同,尺骨鹰嘴和桡骨头除向后移位外,有时还可以向桡侧或尺侧移位,形成肘关节侧方移位。向桡侧移位又可称为肘外侧脱位,向尺侧移位称为肘关节内侧脱位。

若屈肘位跌倒,肘尖触地,暴力由后向前,可将尺骨鹰嘴推移至肱骨的前方,成为肘关节前脱位,多并发鹰嘴骨折,偶尔可出现肘关节分离脱位,因肱骨下端脱位后插入尺桡骨中间,使尺桡骨分离。脱位时肘窝部和肱三头肌腱被剥离,骨膜、韧带、关节囊被撕裂,以致在肘窝形成血肿,该血肿容易发生骨化,成为整复的最大障碍,或影响复位后肘关节的活动功能。另外,肘关节脱位可合并肱骨内上髁骨折,有的还夹入关节内而影响复位,若忽视将会造成不良的后果。移位严重的肘关节脱位,可能损伤血管与神经,应予以注意。

二、诊断

(一)肘关节后脱位

肘关节肿胀、疼痛、压痛。肘关节呈靴样畸形,尺骨鹰嘴向后突出,肘后关系失常,鹰嘴上方凹陷或有空虚感。肘窝可能触及扁圆形光滑的肱骨下端,肘关节后外侧可触及脱出的桡骨小头。肘关节呈屈曲位弹性固定,肘关节功能障碍。

X线正位见尺桡骨近端与肱骨远端相重叠,侧位见尺桡骨近端脱出于肱骨远端后侧,有时可见喙突骨折。

(二)肘关节前脱位

肘关节肿胀,疼痛,肘后部空虚,肘后三点关系失常,前臂较健侧变长,肘前可触及尺骨鹰嘴,前臂有不同程度的旋前或旋后。

X线侧位可见尺骨鹰嘴突出于肘前方,或合并尺骨鹰嘴骨折,尺桡骨上段向肘前方移位。

(三)肘关节侧方脱位

肘关节内侧或外侧副韧带、关节囊和软组织损伤严重,肘部内外径增宽。内侧脱位时肱骨外髁明显突出,尺骨鹰嘴和桡骨小头向内侧移位;外侧脱位时,前臂呈旋前位,肱骨内髁明显突出,尺骨鹰嘴位于外髁外方,桡骨头突出。肘部呈严重的内翻或外翻畸形。X线片可见外侧脱位尺骨半月切迹与外髁相接触,桡骨头移向肱骨头外侧,桡骨纵轴移向前方,前臂处于旋前位。内侧脱位时,尺骨鹰嘴、桡骨小头位于肱骨内髁内侧。

三、治疗

新鲜肘关节脱位一般采用手法复位,固定3周后去除外固定做功能锻炼。合并血管神经损伤者早期应密切观察,必要时行手术探查。对于陈旧性肘关节脱位,经手法整复失败者,可采用切开复位术。

(一)手法复位外固定

1.新鲜肘关节脱位

(1)肘关节后脱位:助手用双手握患肢上臂,术者用一手握住患肢腕部,另一手握持肘关节,在对抗牵引的同时,握持肘关节前方的拇指,扣住肱骨下端,向后上方用力推按,置于肘后鹰嘴部位的其余手指,向前下方用力端托,在持续加大牵引力量后,当听到或触诊到关节复位弹响感觉时,使肘关节逐渐屈曲90°～135°,复位即告成功。肘关节恢复无阻力的被动屈伸活动,其后用三角巾悬吊前臂或长臂石膏托在功能位制动2～3周。

(2)肘关节前脱位:应遵循从哪个方向脱出,还从哪个方向复回的原则。如鹰嘴是从内向前脱位,复位时由前向内复位。术者一手握住肘部,另一手握住腕部,稍加牵引,保持患肢前臂旋内同时在前臂上段向后加压,听到复位的响声,即为复位。再将肘关节被动活动2～3次,无障碍时,将肘关节屈曲135°用小夹板或石膏固定3周。合并有鹰嘴骨折的肘关节脱位,复位时前臂不需牵引,只需将尺桡骨上段向后加压,即可复位。复位后不做肘关节屈伸活动试验,以免导致骨折再移位,将肘关节保持伸直位或过伸位,此时尺骨鹰嘴近端向远端挤压,放上加压垫,用小夹板或石膏托固定4周。

(3)肘关节侧方脱位:术者双手握住肘关节,以双手拇指和其他手指使肱骨下端和尺桡骨近端向对方向移动即可使其复位。伸肘位固定3周后进行功能锻炼。

2.陈旧性肘关节脱位

复位前,应先拍X线片排除骨折、骨化性肌炎,明确脱位类型、程度、方向及骨质疏松等情况。行尺骨鹰嘴骨牵引,重量6～8 kg,时间约1周。肘部、上臂行推拿按摩,并中药熏洗,使粘连、挛缩得到松解。在臂丛麻醉下,解除骨牵引,进行上臂、肘部按摩活动,慢慢行肘关节屈伸摇摆、内外旋转活动,范围由小到大,力量由轻到重,然后在助手上下分别牵引下,重复以上按摩舒筋手法,这样互相交替,直到肘关节周围的纤维粘连和瘢痕组织以及肱二、三头肌得到充分松解,伸展延长,方可进行整复。患者取坐位或卧位,上臂和腕部分别由两名助手握持,做缓慢强力对抗牵引,术者两手拇指顶压尺骨鹰嘴突,余手指环握肱骨下端,肘关节稍过伸,当尺骨鹰嘴和桡骨头牵引至肱骨滑车和外髁下时,缓缓屈曲肘关节,若能屈肘 90°以上,即为复位成功。此时鹰嘴后突畸形消失,肘后三角关系正常,肘关节外形恢复。复位成功后,将肘关节在 90°~135°范围内反复屈伸 3~5次,以便解除软组织卡压于关节间隙中,再按摩上臂、前臂肌肉,旋转前臂及屈伸腕、掌、指关节,以理顺筋骨,行气活血。然后将肘关节屈曲 90°位以上,用石膏托或绷带固定2周,去除固定后,改用三角巾悬吊1周。

(二)切开复位外固定

对于陈旧性肘关节脱位手法复位不成功者及骨化性肌炎明显者,可采用切开复位及关节切除术,术后肘关节功能改善比较满意。手术一般取肘正中切口,分离出尺神经加以保护,将肱三头肌肌腱做舌状切开并翻向远端,行骨膜下剥离松解肱骨下端,清除关节内瘢痕组织,进行复位。如不稳定可用克氏针将鹰嘴与肱骨髁固定,放置引流条,固定3周后进行肘关节功能锻炼。若脱位时间较长,关节软骨已变性剥脱,已不能行切开复位术。取肘后方切口,将肱骨远端由内外上髁水平切除或保留两上髁而将其间的滑车和外髁的内侧部切除,呈鱼尾状,适当修正尺骨鹰嘴使其形状与肱骨下端相对应并切除桡骨头。彻底止血,将肘关节屈曲 90°~100°位,于内外髁上缘打入 2 枚克氏针,术后石膏托固定,2 周后拔除克氏针,4 周后进行功能锻炼。

参 考 文 献

[1] 宋磊.临床常用骨科基础及骨科创伤诊疗[M].北京:中国纺织出版社,2022.

[2] 夏庆泉.骨科创伤与运动损伤治疗策略[M].郑州:北京名医世纪文化传媒有限公司,2021.

[3] 王振兴.骨科临床常见疾病诊断与手术[M].哈尔滨:黑龙江科学技术出版社,2021.

[4] 王久夏.实用骨科诊疗技术[M].兰州:兰州大学出版社,2022.

[5] 周青,薛恩兴,赵喆.现代骨科疾病临床诊治与研究进展[M].上海:上海交通大学出版社,2021.

[6] 董玮.临床骨与脊柱常见病处置[M].北京:中国纺织出版社,2022.

[7] 吕浩.临床骨科疾病诊断技巧与治疗方案[M].北京:科学技术文献出版社,2021.

[8] 孟凡龙.骨科疾病诊疗要点[M].长春:吉林科学技术出版社,2022.

[9] 朱建民,吴海宝,满孝旭,等.实用骨科疾病诊断与治疗实践[M].哈尔滨:黑龙江科学技术出版社,2021.

[10] 张继党,张久超,解琛.骨科疾病临床诊疗技术与方案[M].北京:科学技术文献出版社,2021.

[11] 罗斌,陈行灿,聂鹏.骨科临床诊疗学[M].北京/西安:世界图书出版公司,2022.

[12] 张宝峰,孙晓娜,胡敬暖.骨科常见疾病治疗与康复手册[M].北京:中国纺织出版社,2021.

[13] 赵忠磊,郝锰,张宝飞,等.骨科常见病诊断与微创治疗[M].哈尔滨:黑龙江

科学技术出版社,2021.

[14] 魏海鹏.骨科疾病诊疗思维[M].长春:吉林科学技术出版社,2022.

[15] 葛亮.骨科简史[M].上海:上海科学技术出版社,2020.

[16] 王文革.现代骨科诊疗学[M].济南:山东大学出版社,2021.

[17] 王伟,梁津喜,杨明福.骨科临床诊断与护理[M].长春:吉林科学技术出版社,2020.

[18] 邓雄伟,程明,曹富江,等.骨科疾病诊疗与护理[M].北京:华龄出版社,2022.

[19] 陈兴国,王广虎,曹明娟,等.骨科疾病临床诊治与康复技术[M].哈尔滨:黑龙江科学技术出版社,2022.

[20] 吴修辉,孙绪宝,陈元凯.实用骨科疾病治疗精粹[M].北京:中国纺织出版社,2020.

[21] 朱文龙.骨科疾病诊治与康复训练[M].北京:中国纺织出版社,2020.

[22] 王韬.现代创伤骨科学[M].上海:上海科学技术文献出版社,2022.

[23] 张建.现代骨科疾病诊治要点[M].北京:中国纺织出版社,2021.

[24] 褚秀成.现代骨科综合诊疗学[M].昆明:云南科技出版社,2020.

[25] 杨骏,陈燕玲.骨科常见疾病康复指导[M].同济大学出版社,2020.

[26] 章莹,夏虹,尹庆水.图解上肢骨折手术操作与技巧[M].北京:科学出版社,2022.

[27] 宰庆书.临床骨科疾病诊治基础与进展[M].云南科学技术出版社,2020.

[28] 朱定川.实用临床骨科疾病诊疗学[M].沈阳:沈阳出版社,2020.

[29] 容可.骨伤疾病全程康复指导[M].郑州:河南科学技术出版社,2022.

[30] 张明才,石印玉,陈东煜,等.神经根型颈椎病患者颈神经根压迫性刺激因素的研究[J].上海中医药杂志,2021,55(1):52-56.

[31] 许益文,郑勇,周慧敏,等.闭合复位经皮弹性髓内钉治疗儿童锁骨骨折的临床疗效评估[J].生物骨科材料与临床研究,2022,19(5):61-65.

[32] 王勤俭,李泊泊,董良杰,等.臂丛麻醉下大手法松解术联合小针刀治疗肩周炎的临床观察[J].实用医学杂志,2021,37(14):1887-1891.

[33] 胡继坤,张波,张光尧,等.髋关节后脱位合并股骨头骨折的手术治疗[J].中文科技期刊数据库医药卫生,2022(8):73-76.

[34] 孙小辉,孙鲁,刘传强.钛针固定治疗经舟骨月骨关节骨折脱位1例[J].临床骨科杂志,2022,25(1):64-64.